U0213636

Into the Abyss
A Neuropsychiatrist's Notes
on Troubled Minds

［英］**安东尼·大卫**

著

沈军安

译

精神病的隐秘世界

人民日报出版社

北京

图书在版编目(CIP)数据

精神病的隐秘世界 / (英)安东尼·大卫著;沈军
安译. — 北京:人民日报出版社,2021.6
ISBN 978-7-5115-5204-4

Ⅰ.①精… Ⅱ.①安… ②沈… Ⅲ.①精神病–普及
读物 Ⅳ.①R749-49

中国版本图书馆 CIP 数据核字(2021)第 077082 号

著作权合同登记号 图字:01-2021-1912

© Anthony David 2020 together with the following acknowledgment: This translation of INTO THE ABYSS: A NEUROPSYCHIATRIST'S NOTES ON TROUBLED MINDS is published by Beijing Qianqiu Zhiye Publishing Co., Ltd. by arrangement with Oneworld Publications Ltd.

书 名	:	精神病的隐秘世界
		JINGSHENBING DE YINMI SHIJIE
著 者	:	[英]安东尼·大卫
译 者	:	沈军安
出 版 人	:	刘华新
责任编辑	:	毕春月 苏国友
出版发行	:	人民日报出版社
社 址	:	北京金台西路 2 号
邮政编码	:	100733
发行热线	:	(010) 65369509 65369512 65363531 65363528
邮购热线	:	(010) 65369530 65363527
网 址	:	www.peopledailypress.com
经 销	:	新华书店
印 刷	:	天津鑫旭阳印刷有限公司
开 本	:	880mm×1230mm 1/32
字 数	:	114 千字
印 张	:	7
版次印次	:	2021 年 6 月第 1 版 2021 年 6 月第 1 次印刷
书 号	:	ISBN 978-7-5115-5204-4
定 价	:	49.00 元

如发现编校差错或印装问题,请拨打售后服务电话 010-82838515

献给我的家人

为了保护患者及其家属的隐私，
本书对可识别的身份特征做了处理。

精彩推荐

精神疾病往往带有神秘的面纱，让人难以捉摸。有些人甚至荒谬地认为，与所谓的身体疾病相比，精神疾病有些无中生有，并不值得深究。本书行文流畅，引人入胜，富有同情心，探讨了精神疾病的神秘性以及关于它的谬论。

亨利·马什 | 英国司令勋章获得者，
神经外科医生，著有《医生的抉择》

我原本以为这本书会很不好读，可是随手一翻就被迷住了。这是一本睿智、有人情味、耐人寻味的好书。

乔·布兰德

多年以前，我在《英国医学杂志》上说过，对我影响最大的三个人是安东尼·克莱尔、安东尼·索普拉诺和安东尼·大卫。第一位已经不幸逝世，而第二位是电视剧中虚构的角色，不过令我欣喜的是，第三位刚刚出版了这本只有他才能写得出来的书。这是一部经典之作——温暖、广博、魅力无穷。它让我想起了巅峰时期的奥利弗·萨克斯，无论怎么赞美都不为过。

西蒙·威斯利爵士 | 伦敦国王学院心理医学教授

安东尼·大卫在书中感同身受地讲述了一系列有关患者和家庭的故事，同时生动活泼地展现了神经精神病学这一专业医学领域——大脑与心灵交汇之处。此书是作者根据毕生的临床经验撰写的，但并不晦涩难懂，任何想要深入了解最棘手也最令人费解的意识障碍、思想障碍和情感障碍的读者，都能轻松读下去。

爱德华·布尔莫尔博士 | 剑桥大学精神病学教授

本书富有真知灼见，皆是肺腑之言。大卫教授在书中详实地介绍了七个病例，揭示了大脑和精神错乱的差异与关联。他重点介绍了各个病患的主观内心生活，并为思考现代医学的同时仍然坚持神经科学的还原论者提供了一种很受欢迎的矫正方法。

阿伦·罗珀博士 | 哈佛医学院神经学教授，
著有《探索人脑之谜》

几乎没有人能比安东尼·大卫更适合讲述我们的精神生活。目之所及，皆为故事。他用优美的文笔，从宛若朋友的视角娓娓道来，对生物学和社会学之间、个人精神和社会力量之间的结合方式加以探讨，既深怀关切又分析透彻，既客观冷静又富有同理心。跟随他的讲述，我们得以窥见精神科医生办公室的隐秘地带，而且能够知道精神科医生脑中挥之不去的都是些什么样的问题。

大卫·依格曼博士 | 斯坦福大学神经学家，
国际畅销书作家，电视节目《大脑的故事》的创办人和主持人

本书富有感染力，可以帮助每个人更好地理解我们的精神世界。

拉胡尔·詹迪亚尔博士 | 著有《一名脑外科医生的生命体悟》

引 言

不管在哪一天，只要你打开一份报纸，总有一篇文章涉及心理健康，或者更确切地说是涉及心理疾病。我们从中读到，无论男女老幼，越来越多的人受到心理问题的困扰。过去我们不以为意的一些行为现在却需要诊断；我们和我们的家人都在服药，或者接受治疗。相关评论员要么哀叹过度诊断和过度治疗，要么把这一切统统归咎于现代社会。他们认为，真正的问题源于社交媒体、性虐待、毒品、贫困、财富、父权制、女权主义、宗教等。我们在此不一一列举。

不妨暂时抛却这种杂音，作为一名本职工作就是研究精神健康问题的医生，有一些事让我不吐不快。尽管媒体上的许多言论貌似合理，但都倾向于从社会或政治的角度看待问题。相比之下，当人们向知己倾诉生活中的是是非非时，自然而然地只是着眼于个人经历、家庭问题和人际关系。就我的经验而言，人们的确很少朝身体疾病、生化过程、遗传或者大脑的方向想。

现代精神病学同生物学、心理学和社会学等学科交织在一起，构建了关于精神障碍的"生物－心理－社会"模型。[1]我们也采用这般做法，并且引以为傲。这既表明我们的专业知识很广博，又彰显该模型不受教条的束缚。但是将这个模型应用到实践之中会遇到很多挑战。每当接诊新患者的时候，我们必须确定"生物－心理－社会"三者之中哪一个才是最重要的；否则，我们只能空有一种大而无当的理论。

将基因作用从环境影响中剥离出来的方法可以用来研究DNA（脱氧核糖核酸）相同的双胞胎。另外，在由个体组成的整个群体中，我们发现了战争、经济不景气、毒品或者新疗法的影响。实验室里还在进行着更为典型的科学工作：研究人员使用大脑扫描仪和其他新技术开展动物实验和相关研究。不过，无论此类工作多么严谨，通常都只适用于组平均。因为每个患者的境遇都是独一无二的，所以当我面对他们的时候，即便用最为强大的科学也不好回答一些基本问题：为什么患者会有这种感觉？是什么让他／她这么做的？这种事为什么会发生在他／她身上？对于那些非常棘手的情况，现有的解释往往力不从心，这种感觉犹如隔着一道天堑。20世纪的哲学家、精神病学家卡尔·雅斯贝斯甚至用"深渊"来形容这一情况。[2]

本书并非像登山指南一样的作品，不过，深渊对我的研究而言是一个很不错的隐喻。它暗示着某些看得见却摸不着的东西，暗示着危险和黑暗。按照雅斯贝斯的说法，深渊是一片难以逾越的疆域，由于它的阻隔，我们无法理解"发疯者"或者"精神错乱者"的心灵状况。在我看来，深渊意味着警告和无能为力。可这同样是一种挑战。

在精神病学领域，我的第一个偶像是罗纳德·大卫·莱恩*，他是20世纪六七十年代一名激进的格拉斯哥思想家。莱恩起初仰慕雅斯贝斯，但他后来在思想上发生了转变，坚信即便是精神最紊乱的人，自己也能与之产生共鸣，而那些人面对现实时的行为极为不着边际。[3]对于莱恩而言，弥合这一鸿沟所面临的障碍就是客观性——这恰好是界定科学方法的立场。我曾经自命不凡地以为自己很激进，跟在莱恩后面亦步亦趋，但实际上那并不是真正的我。我觉得自己太偏爱经验主义和谨慎推理所提供的坚实基础了。这正是我在英国最著名的精神病研究院里接受训练时所获得的收获，但至少并不妨碍我试着去弄清楚其他人的想法。

雅斯贝斯把对人类行为的理解分成"有意义的"和"有因果关系的"，这种区分很有用。有意义的理解是同情和移

---

* 罗纳德·大卫·莱恩，1927年10月7日出生于苏格兰第一大城市格拉斯哥，1989年8月23日逝世于法国圣特罗佩。莱恩是英国颇具争议的精神病学家、存在主义心理学先驱，因研究精神分裂症而闻名。他还是一名很有天赋的音乐家。——译者注

情，是讲故事，是回溯对我们起到决定性作用的成长经历，而这些经历仿佛位于一条单一且不间断的弧线上。这种强大的方式可用来看待我们的生活，有时候甚至能达到完美的效果。但是，它也可能是不切实际的：我们的生活不断地受到DNA、疾病和偶然因素所造成的因果效应的冲击。换言之，不管我们是否相信这些因果效应，我们身上都会发生很多事情。

现代精神病学正在借助神经科学解答一些与人性有关的问题，作为一名神经精神病学者，这一直是我的方向。然而，神经科学的某些领域仍有很多问题悬而未决，譬如现代精神药理学。神经递质是大脑的生化信使，通常被视为古代医学所说的体液的现代对应物。正如古希腊人认为血液和胆汁会造成乐观的多血质和忧郁的胆汁质一样，现在我们有多巴胺和血清素。我们知道，前者产生动机，而后者影响情绪。此外，还有"令人产生快感"的肾上腺素和"令人情绪高涨"的内啡肽。

说到多巴胺，含量过低会让人患上帕金森病，而含量过高则会导致精神分裂症。那么，本书第Ⅰ章中同时患有这两种疾病的人会怎么样呢？如果不了解多巴胺的作用，我们就无法理解珍妮弗的病情。而这种由化学失衡塑造并扭曲的对世界的不健全体验并不会削弱我们对她的观察，反而会扩展我们的视野。

我们的脖颈之上有一个起保护作用的壳子，里面安静地躲着一团脂肪物质，这是我们不能忽视的生物学现实。大脑既坚固又脆弱，极易受损，而头骨只能起到一定的保护作用。打个比方，它肯定抵挡不了疾驰而来的汽车。如果一个人受了脑外伤，但幸运地逃过一劫，他就有希望像第Ⅱ章的主人公那样开始漫长的康复过程——大脑同样有着自己的康复之旅。就这样把身体和自我分开似乎是糟糕透顶的二元论。我们以为自己原生的感知和直觉是真实的，却并没有意识到这一切的背后每时每刻都有一个大脑在思考。虽然几百年来哲学家们一直在指摘"身心统一"这个错误观念，但只有当大脑受损的时候，我们才开始留意其中的结合点，发现"生理"和"心理"的分离。因为紊乱的大脑很难理解各种各样的不一致，所以患者的臆断和期望可能与社会和物质世界并不完全相符。有时候，只有通过观察大脑的解剖结构，我们才能明白一个人在脑损伤后做出的怪异反应。或许理解方面根本就没有这种深渊。

本书收集了七个病例，如果我们的总体目标是跨越精神障碍者和非精神障碍者之间的理解鸿沟，那么本书将有一个深刻的隐含主题贯穿始终，即个人视角和更为宽泛的社会视角之间的紧张关系。例如，在第Ⅳ章中，我们能明显地从发生于医院和诊疗室内外的冲突里找到裹挟种族主义和种族身份等一切的社会约束力。面对偏见，一个人的情绪可能会在两个极端之间来回摇摆，直到在医患关系中找到一个稳定的重心、一种更为自然的节奏和一种熟悉且舒适的和谐状态。但是这种关系难道不会延续权力不对等的状况吗？另一种强大的社会约束力是强加于女性身体和消费伦理上的期望，这些期望的临床表现为"进食障碍"。我们将在第 V 章中探讨，这些由饥饿和繁衍的生物学规则所主导的期望是如何随着大脑体像在整个生命周期中被内化为个人品性的。既然社会能说服我们这么做，那么，我们就有机会说服自己不这么做。

当一个人试图对抗自杀的念头时，个人与社会之间的紧张关系就变得尤其明显。毕竟，自从 19 世纪末人们将自杀与文化和人口统计学联系起来研究后，社会学便开始成为一门学术学科。不妨再回到报纸上，我们还会发现一种虚假的共识：自杀的男性在数量上是女性的 2 倍，其原因在于"男子气概危机"和禁止男性敞开心扉的文化。失业、酗酒和药品误用等社会因素往往会被忽视，同样被忽视的还有那个最大的风险因素：患有精神障碍。自杀情节在最受欢迎的文学经典里随处可见。莎士比亚的剧作里就包含自杀情节——请你想想《哈姆雷特》《麦克白》《罗密欧与朱丽叶》《安东尼与克莉奥佩特拉》。然而，最有效的自杀预防措施往往不是自我反省，而是发挥群体层面的作用：把煤气换成天然气；在地下车站设立屏障；对药店销售的扑热息痛（对乙酰氨基酚）进行限制。为了研究自杀现象，我们需要将目光从崇高转向平庸，从浩瀚的历史转向孤独挣扎的个体。我们永远不可能真正知道一个人为什么要自寻短见。也许这就是为什么我们不得不在第Ⅲ章中对自杀述说一番。

当"有意义的"和"有因果关系的"这两种解释方式碰到一起时，它们不可避免地要产生冲突。不过，如果它们恰巧在同一间屋子里迎面相遇，没准就会发生激烈碰撞。不难断言，如果诊疗室里出现此情此景，那么精神科医生就不走运了，只好作壁上观。我们倒是一身轻，可是能做出的贡献也相应变少了。另一些人甚至更进一步地说精神病学本身就是问题的一部分。这一指控有些过分，但我们的确有一些间接证据：在医疗从业人员中，只有我们有权拘留和采取强制措施。我们可以对拒不就医者进行强制治疗（见第Ⅰ、Ⅳ、Ⅵ章），也可以把患者同他们的家人分开。*事实上，精神科医生维护着社会的规范和价值观，但他们不能被动地传播这些规范和价值观，更不能直接兜售。我们用不着像心理分析师那样不显山不露水。同样，我们也不必掩饰自己的性别、种族、阶级和权力。要是我们深藏不露，就会看不到人与人之间的隔阂，更不消说弥合隔阂了。把各种紧张关系和冲突诉诸文字的做法看起来很负面，而且并非全都能得到幸福结

---

* 作者在此讲述的是英国的相关医疗制度。——译者注

局，但这些文字蕴含着令人脱胎换骨的潜能。

大约在同一时间，我遇到了两名患者，本书第Ⅶ章将讲述他们的故事，并重新回到开篇的主题。事实证明，他们截然不同的故事囊括了心理健康研究与实践在20世纪走过的大部分历程，这些研究与实践甚至可以追溯到古代。古希腊人不光有体液的说法，他们对于子宫等器官的作用以及子宫如何导致女性遭受一种叫作"歇斯底里症"的折磨有着稀奇古怪的想法。正是由于歇斯底里症，西格蒙德·弗洛伊德才不再追求神经学家那种既稳定又体面的职业生涯，进而转向了一个更加不确定的、有时充斥着性冲动的精神病领域。一个世纪过去了，我们仍然面对着同样的困境和不确定性，苦心孤诣地研究。

本书最后两章谈的是大脑和精神如何相互作用。从某种意义上来说，它们就是在争夺主导权。这种相互作用就像在生物医学的剧场里上演的家庭情景剧，同时又受到这些家庭情景剧的激发。我们由此引出精神病治疗中最有效也最具争议的象征——电休克疗法（第Ⅵ章）及其更为温和的现代"表亲"经颅磁刺激（第Ⅶ章），二者代表着有形和无形之间的冲突。

个人信念和共有信念具有强大的破坏性，但同样可以帮助我们变得更好，有人甚至说它们能助人痊愈。本书所有病例的故事都是围绕这一点展开的。我知道，考虑到回忆和阐述的过程难免存在偏见，我的陈述必定是片面的，而且还会受到突如其来的各种因素的影响。本书选定的这些我同患者不期而遇的故事都是很普通的学习经验，就算不能帮助我更好地理解别人，也能让我更深刻地认识自己。一些读者可能会对我最初的无知感到震惊。我对此心中有数，虽然让自己接受这样的评判肯定不痛快，但这很有必要。在我的身后，关于心理健康和心理疾病的知识体系日益完善。这个知识体系包含在以生物学和社会学为根基的教科书和学术期刊中，它是如此庞大，以至于实体图书馆都再也容纳不下它。我的目标是阐述其中的一些已知事实（我不太愿意称其为"智慧结晶"），但我不会用掉书袋的方式增加读者的负担。很多知识因我未能顾及它们而表示不满，向我发出警告，而其他的则令人放心地待在那儿，以供我随时取用。我之所以提到这一点，是因为我也想稍稍揭开精神病学的神秘面纱。精神病学有一些未解之谜，但它们并非不可解释；不过，当两个人在屋子里说东道西时，这的确很神奇。

目 录

—— I ——

多巴胺

　　我第一次见到珍妮弗是在急诊病房里，她躺在床上一动不动，完全处于静止状态。她仰面躺着，身体略微前倾，头靠着枕头，但并未完全枕在上面。她身上有一系列错综复杂甚至相互对立的问题，而且她早就停药了。她的体重开始下降，身体开始脱水。她因情况紧急而被送到了医院。

　　珍妮弗35岁上下，来自一个相当普通的中产阶级家庭。在她很小的时候，父母就分开了，她跟着妈妈一起生活。直到她十几岁的时候，妈妈出现了心理问题，变得越来越偏执，越来越笃信宗教，不过从未看过心理医生。从那时起，珍妮弗更多的时候是跟爸爸在一起的。她成绩很好，考进了艺术学校。她开始学习摄影，并尝试对运动中的物体进行长时间曝光（如呼啸而过的列车、跑来跑去的孩子和滑翔的小鸟）。她拍出来的照片里全都是令人不安的、影影绰绰的图像。在学业中途，也就是她21岁左右的时候，她变得跟妈妈一模一样，开始疑神疑鬼，总觉得人们在窃取她的想法和财物。她开始听到当地一个著名电影明星的声音。那个声音净说些难听的、不怀好意的话，并要求她停止画画，不然就怎么样……她觉得自己必须服从这样的命令。他说他知道她在想什么。她还听到了另一个她不认识的女人的声音，这两个声音会对话，还对珍妮弗正在做的事情指指点点："瞧瞧她在干什么，她要起床了。她以为她是谁？"这些声音似乎莫名其妙地转移到了现实领域，干扰她的身体，拉扯她的性器官。上述奇怪的症状属于一种最典型的精神病——精神分裂症。

当时，她去看了心理医生，开始服用药物并接受一般性的治疗，可她还是没能完成艺术学业。由于不再上学，生活失去了重心，她变得越来越孤僻，独自一人在政府提供的客卧两用出租屋里蜗居。她十分不愿意跟社区精神科医疗团队打交道，对他们很不信任，但也确实服用了抗精神病药。在她吃药后，那些声音被"抑制住了"，但并没有被根除。

事实上，她并不相信任何人。她总觉得有人进了她的公寓，翻弄她的东西，把家具换了个遍，还偷走了她仅有的几件贵重物品。她喜欢上了四处游走，但无论去哪里都要背着一个帆布背包，把她所有的东西都塞进去，包括信件、文件、CD（激光唱片）和素描等，她觉得这样才能万无一失。挂在她胸前的是一架笨重、昂贵但现在已经破旧不堪的相机。

她表现得就像一个漫无目的的摄影记者，每当她遇到某个人或者去到某个陌生的地方时，就会疯狂地拍个不停。她的解释是，她想要为自己的生活留下记录，这样一来她在必要的时候就有了证据，可以据此了解当时发生了什么、现场有哪些人和物品等。她要用这些证据做什么？是要给自己辩护，还是要提出诉讼？我们无从知晓。

一段时间过后，珍妮弗的病情稳定了下来。珍妮弗开始能够生活自理，能够鼓起勇气去商店买必需品，还会时不时地拍些照片，画些彩粉自画像。她刻意不跟其他人来往，但经过多次探访后，一名社区精神科护士与她建立了一种并不稳固的关系。随后几年，临床团队尝试用不同的药物来控制她的症状，但出乎意料的是，珍妮弗出现了一些格外明显的不良反应。她抱怨自己的身体动作太僵硬，口水流得太多。她开始不由自主地颤抖，尤其是右手，这严重影响她绘画。情况似乎是这样的：通过阻断她大脑中关键的多巴胺受体，抗精神病药给她带来了帕金森病的症状。

———— ✡ ————

抗精神病药问世于20世纪50年代初期，被誉为既有镇静效用又不会让人昏昏欲睡的首选药物。神经递质多巴胺就是其中一个关键的研究领域，它引起了阿尔维德·卡尔森的兴趣。卡尔森是一名瑞典药理学家，曾在美国国家卫生研究院工作。他的研究表明，如果通过化学方式让动物体内的多巴胺消失，动物就会变得动弹不得，而帕金森病患者行动迟缓的特征与此类似，于是他推测帕金森病的病因可能是人体缺少多巴胺。[1]

众所周知，帕金森病患者的中脑里有一小簇细胞出现了退化现象，因其颜色发暗而被称作"黑质"，它富含多巴胺的前体——神经黑色素。这些细胞会进入基底神经节，而基底神经节与运动控制密切相关，含有高浓度的多巴胺。基底神经节是两侧大脑半球深部（基底区）的一小团神经元（神经节）。20世纪60年代早期，经过一些实验和临床研究后，医生可以通过补充帕金森病患者失去的多巴胺来开展治疗，进而取得非凡的疗效。帕金森病曾经是无药可医的疾病，现在它有了公认的疗法，卡尔森也因为这项研究在2000年与他人共同获得了诺贝尔生理学或医学奖。

就在同一时期，一种名为氯丙嗪的药物开始被用作治疗精神分裂症的"镇静剂"。真正有效减轻精神病症状的疗法第一次出现了，可是医生注意到它会产生让人联想到帕金森病的不良反应。人们发现这两种疾病互为镜像：精神分裂症是由大脑关键部位的多巴胺过多引起的，而帕金森病是由多巴胺太少引起的。这个理论是多巴胺假说的最早版本，至今依然能够用来解释许多与精神分裂症有关的事实。比如，大多数产生类似精神分裂症效果的药物已经被证明是通过增加多巴胺而起作用的，而大多数具有抗精神病作用的药物恰恰相反——它们会阻断或耗尽大脑中的多巴胺。

我们可以把神经递质比作接力赛中的接力棒，神经以电脉冲的形式传递信息。这就像运动员在跑道上奔跑，一旦跑完自己的赛段，他们就需要把接力棒交到下一名运动员手上。两名运动员之间的间隙类似于突触，即两个神经之间的微小缝隙。一旦新的神经稳妥地接到了接力棒，信息就能继续传递下去。和接力赛一样，这是一个流动得以增强或者中断的点。在帕金森病的情况下，没有足够多的运动员来传递接力棒——多巴胺，因而送到目的地的接力棒也不够多。多巴胺替代疗法就像在交接点多放一些接力棒，增加接力棒被捡起的机会。多巴胺增强疗法则防止多巴胺在接收者那里出现问题，保证接力棒即使掉了也能被运动员捡起来，从而"活下来"。

对于精神分裂症而言，每个运动员拿的接力棒太多了，以至于交接处变得一片混乱。很多"消息"即便不符合接力赛正式规定的内容，也照样被传递了下去——患者感知到了实际上并不存在的东西。人们认为抗精神病药起作用的方式是阻断受体，要么把假的接力棒（这种接力棒不算数）交给接力的运动员，要么根据多巴胺假说的另一版本，让受体不容易接收到多巴胺——在接力的运动员手上抹油，这样接力棒就会容易掉落。

如果一切都是因为多巴胺过量或缺乏，那么我们可以认为治疗帕金森病的药物有导致类似精神分裂症症状的风险，而抗精神病药则容易引发震颤麻痹，即帕金森病的典型症状。但是多年以来，由于受到理论与事实并不完全相符的冲击，人们对这一假说的信心开始动摇了。事实上，要证明所有的精神分裂症患者体内都有过量的多巴胺是相当困难的，而且并不是所有的患者都会对阻断多巴胺的药物有反应。[2]

这一理论在早期遇到的一个挑战是：现实中存在既有帕金森病又有精神分裂症的罕见病例。诚然，一个人体内的多巴胺含量怎么可能既多又少呢？1976年，杰出的精神病学家蒂姆·克劳围绕四个病例开展了一系列研究，其中几名患者在得了帕金森病之后很多年才出现了精神错乱。[3]在出现精神错乱的时候，患者无一接受多巴胺替代或者增强疗法，因此，根据多巴胺假说，他们不可能出现精神错乱。也许精神分裂症和帕金森病并不是一个单独谱系上的两个极端，而是更为复杂的东西。

———————— ¤ ————————

珍妮弗对抗精神病药的反应还算不错，但似乎患上了异常严重的帕金森病，她的手不由自主地抖个不停。她的临床团队很是担心，开始缓慢而小心翼翼地给她减药。珍妮弗从来都不喜欢吃药，所以没有比减药让她更高兴的事情了，可是她在减药后觉得非常难受。临床团队认为他们只需采取折中的办法来应对不良反应，就能取得不错的效果。他们相信可以把有效的剂量降至最低，刚好足够控制幻觉和偏执的症状，同时不会让她变得行动迟缓。随后几年异常艰难，不出所料，减药意味着病情反复，她又开始觉得自己被人跟踪、遭人迫害，于是选择闭门不出，甚至连社区精神科护士前来探视都吃了闭门羹。不仅如此，减药只是微乎其微地改善了她的行动能力。无论通过何种方式，临床团队都越来越难以同珍妮弗保持联系。停药后，珍妮弗的精神状况日益恶化，身体状况也越来越糟糕。她动起来像树懒，走路时弯腰弓背，同年纪比她大一倍的老妪一样。

　　这种情况延续了好几个月，颇为棘手。而她的精神科会诊医生也被难住了，束手无策，只好来征求我的意见。我们一致认为她的情况不同寻常，请专家对她进行神经学评估可能有所帮助。经过反复劝说，她答应了。神经科医生给珍妮弗做了评估，还把她送到综合医院做了一些其他的检查。虽然极不愿相信，但这位医生最终不得不考虑这一点：珍妮弗可能确实同时患有帕金森病和精神分裂症。毕竟，当时她已经停药一年多了。如果帕金森病只是由服用抗精神病药引起的，那么她的帕金森症状应该在停药后改善很多。

其中一项检查是多巴胺转运蛋白扫描显像，需要在患者的静脉中注射微量的放射性示踪剂，这样我们就能看到特定的转运蛋白。当我们进行扫描的时候，这些转运蛋白可以清理游离的多巴胺分子。在健康的大脑中，基底神经节应该有一个"热点"，表明那里集结着多巴胺转运蛋白。对于那些帕金森症状只是由药物诱发的人来说，热点看上去应该是正常的；而对于真正的帕金森病患者来说，热点更为微弱。在帕金森病早期，患者体内产生的多巴胺转运蛋白已经变少；毕竟，如果多巴胺数量骤降的话，机体就不需要那么多转运蛋白了。珍妮弗的扫描结果显示她的热点显著变弱。此外，显像是不对称的，左脑（控制着右侧身体）损伤更大，这与她最严重的症状相吻合。非对称显像是帕金森病的典型表现，在患者刚发病的时候尤其如此，因为黑质首先从大脑的一侧开始退化。这种非对称还排除了药物诱发和毒性作用的可能，因为我们预判药物诱发和毒性作用应该对所有部位施加同等的影响。

神经科医生得出结论，珍妮弗肯定患有帕金森病，这种病很可能是由药物诱发的，但药物又不仅仅是唯一的诱因。她原本就很容易在将来的某个时间点患上帕金森病，但是服用抗精神病药和多巴胺阻断药可能使得这一时间点提前来临了。（这仅仅是假想而已，目前还没有很好的证据表明这种情况真的会发生。）大多数帕金森病患者都是在六七十岁时发病，但是在极为罕见的情况下，中青年人也会患上帕金森病。在这些低龄病例中，家族病史的情况有存在的可能，而且患者往往带有易感基因，但珍妮弗不属于上述两种情况。

毫不奇怪，珍妮弗变得越来越沮丧，继而抑郁，甚至起了轻生的念头。她差不多每时每刻都在幻听——各种声音在她耳畔喋喋不休，要她做这做那，甚至指使她自尽。我们和神经科医生会诊，给珍妮弗开了一些不通过多巴胺系统产生疗效的药，希望可以改善她的帕金森症状。这类药物被称为"抗胆碱药"，大多在疾病早期有效。它有助于改善患者流口水和颤抖的症状。然而，精神病症状不容忽视。珍妮弗被幻觉折磨得苦不堪言，只好答应吃我们新开的抗精神病药。这一次我们用的是氯氮平，这种药通常对"难治性精神分裂症"有效，也是少数不会导致或加剧帕金森病的药物之一。[4]多亏了氯氮平、抗胆碱药和社区精神科医疗团队的定期支持（他们鼓励珍妮弗经常去日间护理中心），她的病情在一段时间内相对稳定。

几年过去了，珍妮弗的身体状况持续恶化，尤其是行动变得更加迟缓，看起来跟帕金森病患者的症状一模一样。她的神经科医生又按照帕金森病的标准疗法开了一些剂量很低的左旋多巴（L-DOPA），这是一种能够在大脑中转化为多巴胺的化学物质。神经科医生担心这会加剧幻觉和其他症状，事实果真如此。

　　珍妮弗觉得自己是人类的小白鼠，这不无理由。我们今天增加点氯氮平，明天减少点左旋多巴，时不时地调整药物，尽我们最大的努力来帮助她——不过病情能否改善，我们心里着实没谱。珍妮弗开始躲着不见我们。她偶尔会带着背包和相机出现在日间护理中心，整个人看起来邋里邋遢、憔悴不堪，不等我们针对她的病情调整治疗方案她就又不见了。社区精神科护士会去她的公寓探视，但她常常不开门；就算开门，她也需要极大的激励才能起身。她的动作非常吃力，也非常缓慢，好比在糖浆里游泳。虽然她能够回答问题，但是声音越来越微弱，最后变成了几乎听不到的耳语。这种状况持续了大约半个月，她几乎不吃东西，因为她得花很长时间才能够到一块面包，然后送到嘴边。她无法咀嚼，嘴里只能塞满了食物。

　　后来当护士再上门的时候，她就没有了回应。门外堆着邮件。我们担心珍妮弗自己拿不到治疗帕金森病的药物，这样会让她身体僵硬，难以自理，甚至不管大脑里有什么想法都不在乎了。她去哪儿了？她会露宿街头吗？我们试着联系她的亲戚，可他们也爱莫能助。医疗团队忧心忡忡。珍妮弗会不会还在公寓里，只是无力应门呢？大家一致认为此时已经到了最后关头，我们需要根据《精神健康法》的相关规定破门而入，因为她的健康状况很可能已经恶化到危在旦夕的程度。

当医疗团队找到珍妮弗的时候，她穿着脏衣服蜷缩在地板上，神志清醒，毫无睡意，可是说不出话。她四肢弯曲，僵硬地保持着固定的姿势。她脉搏微弱，口唇干燥。大家马上叫了救护车，把她直接送到了病房。医护人员对她进行了身体检查，给她洗了澡，又给她换上了干净衣服。医生给她输液，并给她开了治疗胸部感染的抗生素。神经科和精神科的医疗团队聚集起来进行了会诊。初步诊断为紧张症，医生写出来的时候还在前面加了一个特别的问号，即"？紧张症"。

———— ¤ ————

紧张症是一个广义术语，涵盖一组奇怪的运动行为，主要特征为缺乏运动（或言语）以及保持异常姿势。以前的教科书把得了这种病的人比作服装店里的人体模特（蜡样屈曲）——保持任意一个姿势一动不动。患者通常怪异地直视前方，不怎么眨眼睛。有些人也用这一术语描述短时间内保持这种行为的现象，而我倾向于在更为严格的意义上使用它，拿它表示一个人可以维持几分钟、几个小时乃至几天不动的外表和行为特征。紧张症还有一些其他形式：原本缄默的患者一味重复别人对他们说的话（模仿言语），或者原本呆若木鸡的患者模仿检查者的动作（模仿动作）。紧张症本身并不是一种诊断，它既可见于精神分裂症患者，也可见于严重的情感障碍患者，比如当患者的情绪极度低沉（如恍惚）或者极度亢奋（如狂躁）的时候。它也可以是一种人在极端压力或人际冲突下产生的反应。

当患者从紧张症中恢复过来后，有时会诉说自己当时的体验。一名患者对我说，他在患病的时候觉得自己的身体里装着一枚核弹，稍一动弹全世界就要分崩离析。另一名患者觉得她与上帝同在，因而欣喜若狂。其他患者则很少记起或者根本就没有意识到自己得过紧张症。实际上，很多此类情形可能并非真正的精神病，而是一种异常的大脑状态，这种状态虽然不同于昏迷或部分昏迷（用标准的脑电波来衡量的话，昏迷或者部分昏迷会导致异常的脑电波模式，因而易于排除），但也是由大脑化学成分的细微变化引起的，甚至可能是由罕见的脑炎引起的。[5]某种影响神经系统的化学过程会造成"神经阻滞剂恶性综合征"，这个名字听起来就很不吉利。该病是由患者对神经安定药（抗精神病药最初的名字）产生不可预测的特异反应引起的。在使用早期的抗精神病药时，100名患者中可能会有3名患者出现神经阻滞剂恶性综合征，但在使用药性较温和的现代药物时，这种情况的发生概率大约为万分之一。人们认为，形成差别的原因在于患者对药物的多巴胺阻断行为极度敏感，以至于多巴胺的活性几近为零，而这可能极具毁灭性。帕金森病患者突然停药也会发生这种情况。

———————— ✿ ————————

正是在病房里，我第一次同珍妮弗面对面。是的，她得了紧张症。她似乎石化了。我把她周围的床帘拉上，挨着她坐在一把椅子上。我尽量以一种亲切的、令人安心的口吻做了自我介绍。我坐着注视她，并耐心等待。她瘦骨嶙峋，浑身潮乎乎的。她几乎面无表情，脸上好像涂了一层薄薄的油脂。这跟教科书里的描述一样——"像戴着面具"。

"你好吗？"我问道。

她毫无回应。她的眼睛直勾勾地向上盯着，眼皮几乎一下也不动。

"你看起来很害怕。"我说。

她缓缓地闭上双眼。她胸骨顶部的 U 形凹陷处聚积了一小摊汗水。我用纸巾为她擦拭，轻轻地握住了她的手腕。

"你现在很安全。我觉得，因为你把药都停了，所以现在才会这个样子。接着吃药你就会好多了。我保证。"

就在这时，她的嘴唇微微动了一下。她想说点什么吗？于是我倾身靠了过去。

"再说一遍，珍妮弗。"

她又喃喃地说了一遍，声音略微大了一点儿。

"对不起，我还是听不太清。请试着再说一遍。"我催促道，靠得更近了一些。

她睁开双眼，似乎用尽全身的力气来跟我说话。

"再来一次就能听清了。"我边说边弯下腰，把耳朵凑近她的嘴唇。

"放开……我的……胳膊。"这是她的耳语。我朝后退开。

"实在对不起，我不是故意的……"

我忽然醒悟过来，意识到珍妮弗不是重病缠身的普通人，我不能认为她应该被动且心怀感激地等着接受治疗。她有着自己的规律，我行我素。她是一个独特的个体：多疑，不相信其他人，更喜欢独立，依靠自己获得的信息来确定真相。不幸的是，药物容易对她的身体产生不良反应，这使她饱受其害，并患上了老年人最常见的疾病。她在精神上还遭受着可能来自遗传的疾病的折磨，并且随之而来的声音同样在迫害着她。这种声音纠缠不休，肆无忌惮地入侵她的身体、生命、自我和隐秘的思想。

———— ¤ ————

男性精神科医生可以碰他的患者吗？大多数情况下我的回答是"不可以"，但现实并非总是如此。在精神病患者的咨询过程中，违反医患关系的出格行为偶尔是可以容忍的。在隐蔽的环境中，经过与医生的长时间接触，患者的情绪会越来越激烈，而且双方的力量明显不对等。我不认为医生在咨询过程中要全无个性，正如你可能在极端形式主义的精神分析中所看到的那样，精神分析医生或多或少是隐身的，当然无法接触患者。有时候，同患者初次见面时我会跟他们握手，当然前提是患者愿意握手。如果贸然握手，偏执者可能觉得自己遭到了攻击或者受到了压迫，而那些极度洁癖或者怀有恐惧的人则会退缩，担心这种接触会对他们造成危害，甚至还没等你真正握手，他们就已经开始反复思考。但是，有些人明显心情难过，泪流满面，比如想起辞世的亲人或者其他损失的患者。跟他们握手会怎么样呢？伸手相握或者分别时轻轻拥抱一下肯定没什么坏处吧？这似乎并无不妥。没有人下令医生必须要冷酷、疏远；医生的确要和患者保持距离，但不必无动于衷。有时候，当患者开始哭泣时，经验不太丰富的医生就会立马去拿纸巾盒，伸出手安慰患者，生怕对方认为他冷漠无情。随后发生的情形如同老套的二重唱那般，试图冷静下来的患者会说："对不起，我不应该……"而医生则会习惯性地回道："没什么，根本就没什么。"我经常观察到这番情形。

和其他人一样，我也见不得别人哭泣或者情绪失控。我只是学会了抑制自己让对方停止哭泣、不再崩溃的责任。我发现我在这种情况下往往会身体前倾，聚精会神地看着那个人，并尽我所能地说一些有益的而不是老生常谈的话。对我来说，在这种情况下伸手去安慰对方并不是不可以。但我不必自欺欺人：如果光是这么做就能让患者摆脱痛苦，那么他们很可能早就心绪稳定、宽慰释怀了，根本用不着来看精神科医生。当人们非常压抑的时候，反而不怎么哭了，因为早就过了那个阶段。

与珍妮弗之间的插曲让我有所反思，我开始留意到自己作为一名神经精神科医生在从精神病院跨到综合医院的过程中需要做出的一些微妙的转变。在综合医院，医生跟患者经常有身体接触。各种情况都免不了身体接触，如号脉、听心跳、摸额头等常规诊断方法，以及四肢伸屈、反射叩击等神经病学诊断方法。不过有意思的是，其他科的医生有时会贬低精神病学，认为它完全是在"感情用事"。

过去，人们通过着装就可以区分医院里的资深专家和普通医生。他们往往都是清一色的男医生，罩着白大褂，穿着西装，打着领带：十足的医生派头。另外，精神科医生穿的都是皱巴巴的条绒服装或者宽松的衣裤，连鞋子也很随意。后来，医院开始重视控制感染，白大褂被淘汰了，取而代之的是半截袖衬衫、一次性围裙和塑料手套。精神科医生通常落后于潮流，在一小段时间内，我们还是穿夹克、系领带，或者穿长裤套装，比内科和外科的同行穿得好一些。不过，穿成这样是有报应的。有一次，一名好管闲事的护士长眯起眼睛，指着我说道："那可是个要命的武器。"我下意识地低头去看，心想"大前门"可别没系好。实际上她指的是我的领带。

———————— ✿ ————————

珍妮弗在医院里住了几个月。她在很长一段时间内都咽不下食物，只得依靠插管进食。珍妮弗的状态在两者之间摇摆：要么精神失常且乱动，要么慢慢瘫痪并发展成帕金森病。因此，想要恰到好处地用药是非常困难的。为了评估她患帕金森病后身体的僵硬程度，包括我的神经科同事在内的医生们检测了她的肌肉健康状态，这时候我在旁边观察。虽然她并没有畏缩，但是我能看得出来，她对身体接触感到不舒服。

我开始逐渐地了解她。跟她说话并不容易，很多时候，她只是转过脸去不搭理我。我偶尔会坚持跟她说话，但我意识到这并非良策。此时还是在一边安坐比较好。终于，她开始吐出几个字。"又是你！你没有患者可看了？"她的话不无幽默，还带有一种讽刺意味。有时候，她会给我说些零零散散的小道消息，这些都是她在普通护士照顾她的时候无意听到的——那些护士忘了她是完全清醒且非常警觉的。然而，她在其他时候会陷入绝望，眼泪从她直勾勾的眼睛里缓缓地流淌出来。

"又是那些声音吗？"我经常会这样问她。她只有一次回答了"是的"。那一次，她沉默了很长时间后说道："他们为什么要折磨我？"至少我觉得她是这么说的。不过，她也可能是说："你为什么要折磨我？"

经过漫长的身体恢复过程后，珍妮弗转到了神经精神科的住院病房。多亏了英国国家医疗服务体系的鼎力协助，在神经科、胃肠科和普通科的各位专家的共同诊断下，再加上护士、医生、理疗师及其他人的持续努力和照顾，她已经从死亡的边缘恢复过来，能够进行更全面的康复训练。这包括恢复力量和让身体变得灵活，直到她可以正常走动。如今她在走路的时候只是脚有一点拖地。经过精心的药物调整，她能轻松地饮食和交谈。她的身体状况仿佛受到"开关模式"的控制，这是帕金森病的常见现象。换言之，随着上一服药的药效逐渐消失，症状并不是逐渐加重，而是陡然转变，患者的四肢一下子就会从松软状态变成彻底僵硬。于是我们决定用减少剂量、增多次数的方式让她吃药——每隔三小时就吃一次，由此减轻她的症状。不过，频繁吃药对患者和护理人员而言都是一个负担。当珍妮弗出院后，这种方式对她来说可能是个问题，但是她已经恢复得差不多了。她不再是那个虚弱的年轻流浪儿，只能躺在病床上动弹不得，指望其他人给自己擦身子、喂饭，等着医生专家探望会诊。现在她又变回了那个富有活力的年轻女子，心中怀有希望和抱负，渴望有人相伴，也渴望一人独处。

多亏了氯氮平，她的精神障碍症状才能得到控制。幻听依然存在，而那个来自她认识的电影明星的声音还是在她身边时不时地说三道四，不过她已经变得非常强大，足以无视它。她还说自己动起来灵活多了，但是仍然有这种感觉：有时候无法完全控制自己的动作。按照她的描述，她感觉自己就像是一架相机，有人在外面的工作室里操纵着，时而放大镜头，时而向左移动拍摄，时而向右倾斜……她觉得"他"就在相机后面，可是又无法确定。这是精神分裂症的一种典型症状，精神病学家将其称为"被动体验"，即患者感觉自己的身体（和精神）是外部势力的被动受害者，并感觉自己跟这个外部势力格格不入而又难以抵抗它。[6]

对珍妮弗来说，有一件事很重要，那就是艺术表达。在资金充裕的时候，精神病康复机构会雇用职业治疗师，有时还会雇用艺术治疗师。我的工作单位就很幸运地有很多技术熟练的治疗师，他们富有自发精神，总是千方百计地鼓励患者积极参与，并同患者一起做事情。对于经常无法发挥出自我表达能力的珍妮弗来说，她会迫不及待地利用现有设施，其中包括一间满满当当的美术教室。工作人员和所有患者在当地组织和志愿者的帮助下一起举办了一次展览，珍妮弗对此得心应手。除了其他患者的肖像画和自画像这些新作品之外，她还翻出了一些她以前的画作和老照片，并把它们装裱起来。我为她感到自豪。

一个阳光明媚的夏日，展览在职业治疗部如期举行。许多人来到了现场，包括工作人员、公众，以及患者和他们的亲友。很多展品在出售，其中一幅照片引起了我的注意，它是珍妮弗用长时间曝光技术拍摄的。场景依稀可辨，是夜晚的露天游乐场。由于长时间曝光，这张照片色彩鲜亮、纷乱摇晃，画面上布满了一道道光线。我猜它记录的景象可能是碰碰车或者过山车。相机抖动与帕金森病的融合简直天衣无缝。于是，我问售价多少，她告诉我80英镑（约730元人民币）。有点贵，我在心中暗想。我不辞辛苦地照顾了她好几个月，还经常在床边陪伴她，而且我们双方对逐渐康复的效果都很满意，所以看在我们一起度过了艰难时光的情分上，我想她应该给我打折……她盯着我，不露声色，高深莫测。

我把钱递了过去。

永远的草莓地

帕特里克是一个健身迷和运动爱好者。他还是一名成功的记者，刚结婚不久。生活的支离破碎就发生在一瞬间——那时一辆时速50英里（约80公里）的厢式货车从后面将他撞飞。人们猜测帕特里克当时可能打算右转。货车司机要么没有看到他的信号，要么心存侥幸地试图超过他。结果帕特里克被撞得向后翻了一个跟头，越过引擎盖，硬生生地撞在了挡风玻璃上。他被火速送往医院，在送进重症监护室的时候已经不省人事。脑部扫描显示他的大脑有多处撞伤（脑部瘀伤），胳膊也断了一只。人们一个劲儿地说，尽管他受了伤，好歹捡回了一条命。

大约一周后，他苏醒了过来。关于那场事故到底发生了什么，他已经全然不记得了。虽然他能开口说话，也能活动四肢，但是他左侧的身体很虚弱，而且精神也很恍惚——他记不起那天是什么日子、自己在哪里，也记不起自己是如何到达那里的。又过了差不多一个月，他开始接受康复理疗。从表面上来看，他似乎很快就恢复了正常。而且他在许多方面都是一个完美的患者：32岁，体格很好；健康、聪明，大家都说他是个好人；不追求刺激，不喝酒，不碰毒品，也没有精神病史。他努力配合理疗师进行治疗。

现实并非一帆风顺。他的记忆力有时让他感到沮丧，而且他会不停地问自己在哪儿。他发现自己很难执行复杂的指令（只能做这个，等完成后再做其他的）。他会迷失方向，时常心情低落，郁郁寡欢。几个月过去了，他在身体方面以前能做到的事情（走路，慢跑，甚至骑自行车），现在几乎都能做到。但是他在精神方面却有些不太对劲。他显得异常迷茫。他能对人说出时间、日期、地点、病房的名字、他是谁，以及他的理疗师是谁，却会时不时好奇地看着对方问道："这真的在发生吗？感觉并不真实。"对方一边回答他，一边试图让他放心。毕竟，他正在从一场严重的车祸中逐渐恢复。他差一点就没命了。一想到这里，人们肯定会胆战心惊。试想一下，如果你处于帕特里克这样的情势之下，难道不会反复确认与现实相关的问题，甚至思考生命本身的意义吗？

当恢复得足够好时，帕特里克就出院回家了，之后每周去两次康复中心。他的妻子薇姬无微不至地照顾他。所有人都不约而同地认为他们伉俪情深。她在电视台工作，性格开朗，一直尽她所能地保持乐观和积极。不过，她开始感到不堪承受。帕特里克已经变了，变得闷闷不乐、缺乏动力，还动不动就发脾气。他的胃口和睡眠都很糟糕，但他依然放任自流，在洗漱上毫无规律，对自己的外表和他们的新家都不感兴趣。薇姬试图给他空间，于是二人分床而睡。医院的工作人员告诉这对夫妇，头部遭受重创之后这一切都在情理之中。但薇姬还是觉得有什么不对劲，决心弄清楚究竟是怎么回事。

有一天，她找到了他们的结婚照，然后把它带到了康复中心。她想让人们知道，每天与他们打交道的那个人并不是真实的帕特里克——照片不会撒谎。照片里的帕特里克神情专注，面容英俊，十分讨人喜欢，而且从周围人的表情来判断，他幽默风趣。这才是令她倾心的男人。医护人员都聚过来看相片，七嘴八舌地赞个不停——"他们俩都很漂亮""一切会好起来的""他们得有点耐心""帕特里克还处在恢复过程之中，这需要时间"。

这不仅没能让帕特里克振作起来，似乎还让他陷入更大的绝望中。那天晚上他和薇姬当面对质："你为什么要带那些愚蠢的照片去康复中心？这么做是想证明什么？"接着帕特里克抛出了重磅炸弹："你甚至不是我的妻子。你不是真正的薇姬。"事情变得一发不可收拾。自从出事以后，他就觉得有什么不对劲。他感到周围的事情似乎很怪异，但这种怪异又难以形容。他也跟以前不一样了。这不仅是因为他伤疤未好，还有更深层次的东西。他甚至不相信自己还活着。也许他早已命丧车祸；毕竟，有多少人在被高速货车从自行车上撞出去之后还能幸存下来？这更像是一种来世或者炼狱。他曾经认识的人都是被顶替的，不过徒有其"躯壳"。他当然不能和这个女人上床，否则就成了通奸。他爱真正的薇姬，相信她一定在某个地方——他不会背叛她的。

薇姬惊呆了。她把结婚照拿出来让人们看"真正的帕特里克"的行为是多么讽刺啊！当然，对于任何一个人而言，照片所传达出来的东西都不只是瞬间的定格和当时捕捉下来的光鲜亮丽的形象。事实证明，虽然原因不同，但他们俩一直都在担心"真正的帕特里克"遭遇了什么。从更深层次的意义上来说，帕特里克已经变了。这种变化不仅表现为他在车祸后受了伤，还体现在他心目中的自己已经天差地别。具体来说，他的存在遭到了自我否定。他认为自己变得不真实了，而他所处的世界同样是不真实的。

随后几个星期一地鸡毛。薇姬试图和帕特里克讲道理，但每一次都毫无结果，只能以争吵告终。在帕特里克看来，任何新证据都在证明，凡是他觉得自己知道和珍视的事物都早已面目全非。他深感孤独，并意识到自己所经历的一切都超出了正常经验的范畴。他觉得自己不能再这样继续下去了。一天晚上，他把自己关在空房间里。薇姬最终破门而入，发现帕特里克瘫倒在椅子上。他把杀虫剂喷到一个杯子里，想喝下去。她见状连忙拨打了急救电话999。

帕特里克被送进了当地的精神病院。他被诊断为患有严重的抑郁症。他身上有抑郁症的所有迹象，尤其是极度的情绪低落、意志消沉、企图自杀、缺乏动力、食欲不振以及睡眠质量差。所有症状他无一不有。精神病学家将其称为"精神病性抑郁症"，这意味着患者身上还存在妄想和幻觉的症状。帕特里克已经与现实格格不入。

———————— ¤ ————————

幻觉被简单地定义为没有对象的感知，这些感知既不能被归结为做梦或者进入和脱离睡眠，也不能被认为是受到人的控制。妄想也可以被简单地定义为错误的信念，但只要稍加思考——几百年来精神病学家和哲学家就是这么做的——你就会发现这样的定义实在差强人意。[1]首先，假如你的信念被证明为真，这会怎样呢？假如你认为你的伴侣有外遇，而且你承认你完全没有证据支持这一点，那这就是一种妄想。假如你后来发现你的伴侣确实有婚外情，那这就不是妄想。解决问题的办法就是把妄想看作没有根据的信念。到目前为止，这种办法还算不错。但是，如果我相信自己以后将成为世界杯上英格兰队的队长呢？也许这是一个白日梦、一个幻想，是我的一厢情愿，但这是一种妄想吗？把它视作一种妄想似乎不太合适。如果你问我是否真的相信自己以后会成为带领英格兰队驰骋世界杯的队长，那我会承认没这回事——这在逻辑上并非不可能。[2]如果有人说他们相信超自然的存在创造了宇宙，那又会怎样呢？由于没有确凿的证据支持这种信念，它究竟是不是妄想呢？给这种信念贴上妄想的标签并不是一个好办法。进化生物学家理查德·道金斯认为，这的确可以形成一场引人注目的论战，但很容易扩大化，把大量原本健康的人都变成患者。

我们不能这么做，而且妄想的定义中必须有一个限制性条件，即这种信念虽然被坚定地秉持，但并不被广泛认同，也不能被归结为共同的文化价值观。即便如此，那些没有共享的、从本质上来说既不能证明也无法反驳的信念又是否属于妄想呢？如果有人说世界注定要毁灭，那么，有什么样的证据可以支持这个说法呢？如果了解一点与地球有关的事实，你可能就会得出这样的结论：世界注定要毁灭的说法为真；或者基于同样值得尊重的知识，这一说法是不成立的；又或者暂时无法下定结论。有些信念属于价值判断的范畴，因此它们是主观的。

如果有人自称坏人，这会是一种妄想吗？在精神病学中，这种信念可能会被视为抑郁症的一种症状，以负面的自我评价为标志。如果这种信念很极端，那你可以说它是一种妄想。或许你还会联想到其他因素。严格来说，这些因素与认识论无关——陈述本身的真实性——与围绕信念而产生的间接影响有关。如果坏人的信念是压倒性的、不可动摇的，牢牢占据你的大脑，导致你痛苦不堪，甚至让你萌生自绝于人世的想法，那它肯定是"不正常的"或者"病态的"。

根据如上分析，我们应该如何定义妄想呢？妄想是一种固定的、没有根据的信念，它不为周围的文化环境所认同，能够对个人（也许还有其他人）产生不利影响。它在逻辑上可能行得通，也可能行不通。它可能是价值观的问题而非事实。这也许是目前最好的定义。

有时候，一种特别的妄想通常会不断地冒出来。人们给这种妄想起了一个好记的容易流传下来的名字。约瑟夫·卡普格拉当时是一名著名的精神病学家，在巴黎工作。1923年，他和助手针对一个病例发表了一份详细的研究报告。患者是一个女人，坚信自己周围的某些人并非他们所声称的那样，尤其是她的丈夫。卡普格拉根据希腊神话将其称为"替身妄想"；在这个神话里，赫尔墨斯变作身份卑贱的索西亚的样子，以便众神之王宙斯能够引诱她*。这种替身妄想很快就

---

* 这里的她是指底比斯将军安菲特律翁之妻阿尔克墨涅。索西亚是安菲特律翁的奴隶，赫尔墨斯巧舌如簧地让索西亚相信他才是真正的索西亚，然后赫尔墨斯变成索西亚的模样守门。宙斯借机变成安菲特律翁的模样诱惑了阿尔克墨涅。——译者注

有了更好的名称，叫作"卡普格拉妄想"或者"卡普格拉综合征"。

后来又有学者发表了几份报告，其中的病例情况一份比一份有戏剧性。最骇人听闻的可能是这样一个病例：患者将假想出来的替身斩首，以表明替身不是真实的人。这些故事中也出现了主题，比如妄想者和其假想出来的替身关系密切，从宠物到眼镜等各种各样的东西都被假冒或复制。另一个临床因素出现了，尽管它并不适用于全部病例，但大多数患者都有共同之处：患有某种脑损伤或者退行性疾病。帕特里克当然符合这一特征。

似乎只有替身妄想这一个名字是不够的，觉得自己已经死亡的妄想也应有属于它的名称。后者在法语中名为"délire des négations"，意思是"否定妄想"，我们在英语里通常将它译为"虚无妄想"，或者以另一名巴黎医生朱尔·科塔尔的名字称之为"科塔尔综合征"。科塔尔更像是一名神经学家而不是精神病学家。19世纪80年代，他对第一批此类病例进行过描述。这种妄想的主要特征是相信自己已经不存在于人世或者认为自己是个活死人。不过它还有其他特征，譬如觉得身体仅仅是个空壳或者正在腐烂，感到周围的世界是焦枯荒芜的。科塔尔从一开始就注意到了患者意欲结束这种状态的强烈愿望，而且得了这种病的人常常觉得他们需要的不是简单地被杀死，而是完全毁灭，甚至成为祭品。这种状态带来的痛苦肯定非常可怕，帕特里克似乎已经落入了它的掌心。

━━━━━ ¤ ━━━━━

帕特里克相信自己已经离世，而且觉得自己处于生与死之间的某种中间状态——一个真实事物被仿制品取而代之的平行世界。这里有一些特殊的文化意义，不妨想想僵尸、不死的亡灵、化身、《复制娇妻》*、《楚门的世界》**或者《纽约提喻法》***，但这些都不像宗教信仰那样是众人共享的。在帕特里克的文化环境中，没有人认同他的信仰，他的妻子更是

---

* 《复制娇妻》是由弗兰克·奥兹执导，妮可·基德曼、马修·布罗德里克、贝特·米德勒主演的科幻喜剧片，于2004年上映。影片讲述了在富豪聚居的某个地方，男人们通过高科技把自己的妻子变成机器人，让她们无比完美且千依百顺。但从某种意义上来说，她们已经死了。——译者注

** 《楚门的世界》是由彼得·威尔执导，金·凯瑞、劳拉·琳妮、诺亚·艾默里奇、艾德·哈里斯主演的剧情片，于1998年上映。在影片中，楚门是一档热门肥皂剧的主人公，他身边的所有事情都是虚假的，他的亲人和朋友全都是演员，但他对此一无所知，最终他不惜一切代价走出了这个虚拟的世界。——译者注

*** 《纽约提喻法》是由查理·考夫曼执导，菲利普·塞默·霍夫曼、米歇尔·威廉姆斯主演的剧情片，于2008年上映。影片讲述了一名人生困顿的剧作家创作出一部实验戏剧，力图复制真实的纽约场景，然而他的生活和情感却因此陷入挣扎。——译者注

一万个不相信。你说你已经死了，这是一个赤裸裸的悖论，而怀着自杀的意图遵照想法行事正体现了这个逻辑的矛盾之处。只要它在脑海里稍一闪现，你的理智就会出现问题。

在当地的精神健康部门，帕特里克得到了很好的照料。医护人员花了很长时间试图弄明白他的忧虑和恐惧。除了心理治疗，他还接受了强效的抗抑郁药和抗精神病药治疗。他的情绪的确有所改善，自杀的念头也减少了。在工作人员切实的帮助下，他恢复了日常生活的能力，可以洗漱、穿衣、吃饭甚至工作。他和薇姬参加了心理咨询，试图找到新的相处方式。医护人员帮助他们了解脑损伤是如何全方位地影响一个人的生活和健康的。经过长时间的住院和随后的门诊治疗，帕特里克的病情终于在一年之后稳定下来，但自此再无进展。帕特里克曾试图居家工作，比如写作，但他发现自己很难集中注意力。为了偿还房屋抵押贷款，薇姬必须长时间工作。二人见面的时间更少了，这似乎对双方都有好处。他们会避免讨论现实的本质和一切其他问题，因为这样的谈话不过是在兜圈子。不管帕特里克说什么，薇姬都理解不了，这反过来只会让他感到更加孤立。

帕特里克转到了我们的神经精神科。我跟他和薇姬见了面，并首先解释说，对于能提供多大的帮助我们毫无把握，但我们会做一些调查，尝试以新的眼光看待问题。尽管帕特里克的病给他们带来了很多障碍，但夫妇二人明显彼此深爱，这让我印象深刻。在和帕特里克谈了几回话之后，我觉得我们可以治疗他。是的，他有一大堆稀奇古怪、根深蒂固的想法，但他好像还能自己退回来，对这些想法提出疑问。我发现他很认真、固执，但是也很好学。我们很难确定他的本性在多大程度上就是如此，以及脑损伤在多大程度上扭曲了他的性情。他是一位校长的儿子，时常为自己做事有条不紊、"做完作业"而感到自豪。他简直就是个信息宝藏，虽然丧失了很多记忆，但依然记得很多事情。他能清楚地记得重大体育赛事举行的日期和运动员取得的成绩，对于一名体育记者来说这并不令人惊奇。此外，只要有人能耐着性子听下去，他就可以不厌其烦地说个不停，比如介绍禧玛诺品牌与坎帕尼奥洛品牌的自行车齿轮的优缺点。

帕特里克的大脑究竟遭受了多大的损伤，这是一个绕不过的问题。我们进行了磁共振成像（MRI）扫描，这样就可以看到事故给他的大脑造成了什么样的永久影响。磁共振成像能得到非常详细的大脑结构图像，包括白质和灰质，分辨率可达1毫米或2毫米。扫描结果表明他大脑的白质和灰质都有不好的迹象。大脑内部的白质是一束相连的神经纤维，每一根神经纤维都包裹着一层绝缘的脂肪（髓磷脂），这层脂肪可以加速电脉冲的传输。灰质覆盖着大脑的外部，犹如一张厚厚的、有褶皱的毯子。它主要由细胞最重要的部分细胞体组成，并且人体会给灰质大量供血，以带来燃料、带走废物。现实中它的颜色看起来有点偏灰红色。每个脑细胞都有进或出的连接，因而在显微镜下看起来有点像章鱼。

帕特里克大脑的白质、额后额叶和耳上颞叶有相当大的损伤（瘢痕）。很明显，扫描结果显示一些连接已经损坏。这会影响推理和感知。灰质、额叶和颞叶中还有旧的瘢伤，右侧居多；磁共振成像能识别含铁物质，因而能"看见"血液产物。这可能解释了为什么帕特里克的左侧身体从一开始就很虚弱。

磁共振成像的扫描结果显示，帕特里克的脑沟总体上比他这个年龄的正常人的要宽。脑沟是灰质的内部皱褶，而脑沟宽表明他的大脑受到破坏，神经细胞死亡。这可能是由他从自行车上摔下来受到撞击造成的。随着我们变老，大脑会逐渐萎缩，此时脑沟变宽，脑回或外褶皱变薄（萎缩），因此褶皱看起来更加明显。帕特里克的大脑看起来像年纪是他两倍之人的大脑。扫描结果还显示，包括海马体在内的两侧颞叶内部都变得更小了，这意味着他可能有记忆障碍。

住院区的神经心理医生还对帕特里克进行了评估。她对他做了一系列测试，涵盖语言、感知、记忆和推理，目的是揭示他在这些功能方面存在什么问题或缺陷。神经心理医生有时会使用这些测试来推断大脑中哪些部位可能发生了损伤，以致造成特定的缺陷。针对帕特里克的情况，测试花了好几个小时，而且不得不分几天完成，以便让他保持最佳状态，并避免疲劳。解析测试需要熟练的技能，而不仅仅是一点儿窍门。患者如何进行测试，比如解决难题、记住清单等，可以像测试得分一样揭示问题。

测试表明，帕特里克的整体智商大有恢复，差不多符合同等教育水准和职业背景的预期。考虑到他遭受的车祸非常严重，所以他能康复到这种程度实属不易。他的基本视觉感知完好无损：他能够描摹形状，叫出物体的名字，区分相似的图案。但在某些方面，他的表现没有达到应有的水平。他的记忆力还算可以，但当情况复杂一点他就会出错。例如，医生首先一张接一张地给他看一系列图片，然后同时展示两张类似的图片（其中一张是刚才看过的），问他认识哪一张。即便瞎猜也有50%的正确率。大多数健康人的正确率为90%以上。帕特里克的正确率超过了50%，但却低于90%。

其中一项测试——威斯康星卡片分类测试，让他很费脑筋。测试会使用一组卡片，每一张卡片都有三个维度：形状，包括正方形、圆形、十字形或星形；数字，最多四个；颜色，包括红色、绿色、蓝色或黄色。医生会首先并列摆出四张卡片，比如，分别画有一个红色圆形、两个绿色星形、三个黄色正方形、四个蓝色十字形的四张卡片。你要做的就是说出下一张卡片应该和四张中的哪一张卡片放在一起。假设现在给你的是一张画有一个黄色十字形的卡片。你猜测应该按照颜色分类，把这张卡片放到了画有三个黄色正方形的卡片边上。可是医生告诉你这样不对。于是你猜测应该按照形状分类，把它放到了画有四个蓝色十字形的卡片边上。这一次是正确的。那么，下一轮卡片只要继续按照形状分类就可以了。但是分类规则突然改变。经过一番试错之后，你意识到分类规则现在变成了数字。于是你可以忽略形状和颜色，只需关注卡片上的数字，然后继续分类。有些人需要很长时间来推断分类规则，好不容易猜到却又很快忘掉，因此，他们会在这里出错。还有些人会出现另一个问题，即按照上一个分类规则做对了，然后规则变动，即便告诉他们选错了，他们也依然固守上一个分类规则。他们本来应该改选正方形，可是依然选红色。这种错误更有意思。心理学家将其称为"持续症"，它表明患者在"定势转换"方面出现了更大的问题。传统医学认为这是额叶受损所致。[3]在现实生活中，没有人会告诉你规则是什么，而且就在你认为自己已经弄明白规则的时候，规则又发生了变化。因此，无法调整思维定势或者不能灵活思考是一个相当大的障碍。帕特里克做这项测试时颇为吃力，不仅如此，他甚至非常厌恶它。在他看来，这项测试很不合理！

帕特里克接受的另一项思维测试是面部处理。事实上，他能认出名人的面孔，并能匹配从不同角度拍摄的同一个人的照片。不过他确实会犯一些错误，而且经过很长时间的思考后才能得出正确答案，可这对于大多数人来说几乎不费吹灰之力。通过观察他是如何回答问题的，而不仅仅是判断他的回答是否正确，我们可以推断出他的右脑可能有损伤。还有一项测试是面部表情。面部所表现出的情绪可以归为高兴、悲伤、愤怒、厌恶、惊讶和恐惧六大类，人们认为这些是最基本的情绪。在这项测试中，除了恐惧的表情之外，帕特里克都完成得很出色。他总是对恐惧的表情判断出错，似乎不明白这种表情为何物。这表明他的杏仁核受到了损伤。杏仁核是海马体旁边的一个小结构，是情绪处理的关键枢纽。

住院区的神经心理医生还给了帕特里克一些调查问卷，内容涉及日常行为、常见困难和反应，如容易发脾气、垂头丧气和心不在焉等。帕特里克在他有问题的地方打了很多勾。尤其能够说明问题的是薇姬填写了同样的问卷，给出了她对帕特里克的看法。二人的答案几乎都不一致。帕特里克选的是他"偶尔"比以前更易怒，而薇姬选的是"经常"。在其他问题上，帕特里克选的是"没有发现什么问题"，而薇姬明确指出情况变得更加糟糕。帕特里克始终觉察不到自己在思考和社交行为方面有问题，比如不能体谅别人的感受以及行事冲动，而调查问卷恰恰暴露了问题所在。这说明他和薇姬在理解上出现了鸿沟，从而导致彼此之间关系紧张。这种洞察力的缺乏通常归因于额叶或执行功能的缺陷（不过我可不会建议额叶完好的夫妻进行这种测试）。

当大部分测试结束后，帕特里克安定了下来，也适应了新的病房。他开始更加坦率地谈论他的顾虑和担忧。他仍然感到情绪低落，但不再觉得没有希望。我开始探究那些对薇姬来说是"禁区"的话题。我很想从帕特里克的视角看世界。像他这种背景和经历的人怎么就对逻辑荒谬的信念执迷不悟呢？

我首先就他的总体情绪和经历问了一些一般的问题。他描述了一种无处不在的被改变的感觉——活力减少了，接触减少了，连世界本身也在改变。他感到一切都是平淡而单调的，自己仿佛在看电影或者身处迷雾中。我一听就知道这些症状属于人格解体（人看起来不真实）和现实解体（世界看起来不真实）。许多健康的人都有类似的感觉，特别是在极度疲惫或压力过大的时候，如分娩后。这通常不算是妄想，因为人们在诉说的时候会加上"好比"这个词：好比我是一台自动化机器，做着各种动作；好比我在演一场电影；好比我在一块玻璃后面。在人们的描述中，人格解体和现实解体还伴随着生命危险，两者往往同时出现。美国精神病学家拉塞尔·诺伊斯和心理学家罗伊·克莱蒂收集了许多具有濒死经历（如登山时失足）的幸存者的第一人称描述，而且注意到人们有时会进入一种非常不安的平静状态。此时，他们往往在感官上更加敏锐，并觉得自己如同超然的旁观者，正在目睹关于自己的剧情发展。或许这是一种适应性反应，是一种安全机制，[4]如同防止心智为焦虑的洪流所淹没的阀门被开启。但是在大多数例子中，这种感觉转瞬即逝。

在精神病学中，人格解体和现实解体通常伴随着其他更为常见的焦虑或抑郁症状，但依然可以作为一种原发性疾病单独发生。它们很难辨识。表面上看起来很正常的人往往会因为害怕被贴上标签而不愿意谈论自身的处境，然而他们的内心委实痛苦。一名患者如此描述道：

> 如果静下心来，我几乎（重点强调）可以体会到生活的丰富多彩，就像我以前知道的那样……我想，"活着"恰恰就是这样，每一天我都从其他人身上看到什么是"活着"。我能在理论上理解它，可是几乎记不得它是什么感觉。这些日子我一直很悲伤，我感觉我好像在哀悼自己的死亡，尽管我似乎还要活很久才能见证自己的死亡。[5]

有些人似乎很享受与此相类的心境——超然、恍惚，甚至试图从大麻等毒品中获得这种状态。致幻剂也能做到这一点，它能让人们在感知上产生更强烈的失真感。1967年，正值嬉皮士运动的高潮期，约翰·列侬在《永远的草莓地》一曲中写下了"世事虚幻"这句歌词，或许他当时受到了大麻的刺激，或许仅仅是针对迷人的儿时回忆有感而发。无论哪种方式，我们都不难想象：如果这种短短数小时的飘飘然持续下去，不受控制，人们就会进入令人讨厌的死胡同，进入"永远的草莓地"；无论人们拿这种毒品做实验还是毫无来由地服用，短时的迷醉都会长期延续。人格解体和现实解体看起来是一种安全机制，但是对于少数不走运的人来说，阀门会"爆裂"，人格解体和现实解体的状态便由此固化——要么是因为焦虑的洪流过于猛烈，要么是因为受伤后大脑出现了某种物理变化。

无论是现在还是受伤后不久，帕特里克说的很多话似乎都属于缺失了"好比"一词的人格解体和现实解体。我问他第一次觉得世界大变样（在某种程度上这是虚假的、不真实的）是在什么时候。他记得格外清晰，那一刻发生在他出车祸之后第一次出院回家的路上。当时他的感觉确实不太好：头痛，思维迟钝，满心恐惧。他坐在出租车的后排，开始认出家乡的街道和地标。但他突然停住了：那一排排的房子从何而来？它们以前并不在这儿。究竟发生了什么？一切看起来像他的家乡，但又似乎不是。他认为它们是假冒的，是一场伪造出来的骗局，而且并不怎么好。

我吃了一惊。我们不是都有过同样的经历吗？我们有没有注意到自己很长时间没去的地方冒出来一幢新的公寓？我们起初表示惊讶，但很快就会接受这种变化，毕竟，一旦承包商行动起来，现代建筑在很短的时间内就会拔地而起。事物在各个方面看上去大不相同，然而它们的本质却始终如一。这似乎显而易见，但大脑发生的过程绝非如此简单。事实上，人工智能领域的科学家们几十年来一直在努力解决这个问题。记忆显然不是由一成不变的存档组成的，新的感知需要与之对应。这样我们才可以说：是的，我认出来了，这是我的房子、我的街道；我认不出来，这是新的，我以前从来没有见到过。如果记忆无法改变，那么，一旦光线不同或者我们从不同的角度接近物体，记忆就再也发挥不了作用；一旦某个人变老了，换了发型，或者留了胡子，记忆就会认不出他。如此一来，每一份记忆档案都需要无数版本。这样的话，不仅效率极低，而且不切实际。

当然，如果一个人变了样子，我们的确有时会认不出他，至少按照以前的样子，我们刚开始很难辨认。同样，我们偶尔也会把陌生人误认为我们认识的人。这是因为高效的记忆系统必须在某种程度上基于先前经验建立的预期进行"行骗"。高效的记忆系统储存着对象的抽象蓝图，这一蓝图把对象随着时间和背景而发生的各种变化都考虑在内。至关重要的是，高效的记忆系统还必须能够容忍一定的误差：或许它跟你所期望的不太一样，但已经足够接近了。直到最近，计算机才能够识别人脸和声音（不过投资巨大），因为软件工程师学会了模仿我们大脑的工作方式。

帕特里克的许多记忆都很离奇，除了地点和人物基本无误之外，其他的跟现实相差甚远。

"为什么你觉得三天两头来看你的薇姬不是真正的薇姬呢？"我试探着问道。

他双目圆睁。"我的薇姬，原先的薇姬，她非常注重自己的外表。她的皮肤很美，她对服装和化妆很有品位。她有喜欢的设计师品牌。"他看上去有些犹豫，开始脸红，但还是接着说了下去。"她喜欢昂贵的内衣，你知道，那种带花边的丝绸内衣，如维多利亚的秘密。这是我们两个人私下里开的玩笑……可这个薇姬……当然，她看起来还是原先那个，但她的内衣都是在玛莎百货买的松松垮垮且没有弹性的尼龙内衣，看起来就像褪色了。"

他说得一本正经。几天之后，我在跟薇姬单独谈话时委婉地提到了此事。

"天哪！他住院，出院，在自己的屋子里发呆，可我得成天工作，努力保住房子，让生活继续下去。他难道意识不到吗？我再也买不起性感内衣了，不是我不想买。"

———— ¤ ————

我们的记忆系统是这样进行平衡的：如果我们的误差阈

值过于宽松，那么所有的东西看起来都很熟悉，即使我们从来没有见过这些东西，也会经常有似曾相识的感觉；如果误差阈值过于严格，那么任何东西看上去都是新的、不熟悉的，我们什么都记不起来，只能感到一片茫然。帕特里克的情况并非如此。事物看起来确实很熟悉，但只是在一定程度上。她看起来像薇姬，但好像又少了点什么。

识别会产生一种情感刺激。事实上，我们在识别的那一刻会体验到一种身体反应，尤其是当事物或人很显眼，引起情感共鸣的时候，如见到爱慕之人。这种反应可以在实验室里检测出来，即皮肤电反应（SCR）。仅仅是突然冒出来的一丁点汗液就能够增加皮肤的导电性，这也是测谎仪的原理。哥伦比亚精神病学家毛里齐奥·西拉在伦敦做研究时发现，通过皮肤电反应测试，人格解体障碍患者看到能够激发情感的照片时的反应与看到普通照片时的反应并没有不同。[6]他认为，这可能会导致他们产生事物失真、情绪麻木的感觉，这些症状是同时出现的。但是，那些经常或者一直都有这种感觉的人格解体障碍患者并不认为世界是不同的。他们知道不管感觉如何，自己和这个世界都是真实存在的。他们的脑部扫描结果也显示大脑没有任何明显的变化、损伤或疾病。

英国神经心理学家哈登·埃利斯和安迪·扬提出，卡普格拉综合征的症状并不是简单的人物识别问题，而是患者每次在遇到自己最亲近的人并认出他们的时候，都无法产生情感起伏。卡普格拉最早描述了其根源：

> 陌生感与熟悉感相联系，而熟悉感又与陌生感相冲突。因为两者能够引发不同的情感，所以当患者发现两者的相似度极低的时候，就不再去识别它们。她会自然而然地认为这些相似的人是替身，或者更确切地说，这些独特而未知的人格是替身。对她来说，替身妄想并不是一种真正的感官错觉，而是一种情感判断的结论。[7]

不过，此处仍有一个问题。虽然这会导致患者出现人格解体或现实解体的症状，如"这很奇怪，她看起来像我的妻子，但某些方面感觉不对劲"，但他们为什么要突然得出虚无缥缈的结论，说自己已经被替身或外来物取代了呢？肯定还有推理失败的情况。最初的错误被当时的恐惧情绪曲解了——这是一种偏执的倾向，继而因缺乏常识而变得根深蒂固。

帕特里克大脑的颞叶和额叶受到了创伤的影响，他在匹配人脸的时候不得不大费周折，所以对任何人和任何事物的识别都不够精确。因为白质受损，感知区域可能与情绪产生区域（如杏仁核）发生了分离，所以即使他认出了妻子的模样，也得不到那种能让他消除疑虑的亲密感。由于海马体受损，他的记忆无法完美地发挥作用。或许他不能自动更新记忆，无法意识到地方（房地产开发）和人（年龄渐长，穿衣风格改变）自然而然地发生了变化；相反，他对地方和人的记忆依然停留在他出车祸的时候。他能够学习并吸收新的信息，但这需要额外的努力，而且并不顺畅。由于额叶受损，他缺乏提出合理解释并对其进行检验的能力。一旦他得到了某个答案，不管是什么样的答案，他都说服不了自己放弃它。他不但不能改变思维定势，还认为那不是自己的问题，因为他对自己的病情丝毫没有察觉。

这似乎与科塔尔提出的感觉自己已经死去的虚无妄想无关，是这样吗？安迪·扬和凯特·利夫海德早就注意到了替身妄想和虚无妄想的同时存在，并且提出了一种出色的解释。他们还很大度地认为这种解释是科塔尔最早提出的。[8]患者一开始具有各种各样的缺陷：他们可能遭受了大脑损伤、疾病或慢性精神疾病，因而难以处理信息，难以灵活而连贯地进行推理。然后，生理反馈的严重缺陷随之出现，并造成了不正常的陌生感。科塔尔综合征患者还患有严重的抑郁症，有自我批评、不断自责的倾向。就这样，根据自己大变样、缺乏活力的感觉，他们得出了不言而喻的结论，即他们肯定已经死去，世界亦已消亡。这种想法令人无法抗拒，以至于他们发现自己很难通过推理来摆脱它。然而，如果他们不是处于这种负面的、自责的情感状态，而是处于更喜欢抱怨的性格状态（比如，一切都是其他人的错，我只是受害者），那么同样的感觉会得出不同的结论。世界已经改头换面，其他人也不是他们自称的那样：这正是卡普格拉综合征。如今，不难看出同一个人会在这两种状态之间摇摆，一会儿表达这种信念，一会儿表达那种信念。帕特里克就是这样的情况。

——————— ✿ ———————

在临床团队的帮助下，借助当代认知神经精神病学的学术成果和创造性的推测，对于帕特里克和薇姬的问题现在有了一个解释模型，那些无法解释的事情因此说得通了。至少这是一个不错的开端。这个模型使我们能够以一种易于处理的方式分析帕特里克的经历，这样我们就可以逐一分解他经历的各个构成部分。与此同时，我们继续使用常规方法治疗他的抑郁症。正如我们预计的那样，"好比"这个词在他身上悄然回归。思考和推理方面的问题尚待解决，尤其是他在受挫时倾向于用虚幻的外部力量来解释问题。他不再自怨自艾，却发现情况很难折中。

如果事情真的发生了，我们又该如何？任何人都没有过错，没有人布下大局，也没有阴谋存在。认知行为疗法

（CBT）有了用武之地。它专门针对导致情绪反应的思维过程，不过，情绪反应反过来也会阻碍冷静的理性分析，使人产生更多的挫败感，进而周而复始地形成恶性循环。帕特里克渐渐地学会了退后一步，检验自己的假设，留心提防情绪化的结论，强迫自己合乎逻辑地解决问题，并在必要时进行小型实验以收集数据。比如，对于薇姬在内衣选择上的反常变化还有其他的解释吗？把这放在第一位来给她下定义是合适的吗？其中有没有经济因素呢？

每当心中起疑，觉得某件事很怪异、不太对劲儿或者不够真实的时候，他就试着诉诸文字，逼着自己找到其他的解释方法，比如世界是非真实的、假冒的。然后，治疗师会跟他谈心，有条不紊且不带感情地系统分析这些问题，直到双方就最合理的意见达成一致。薇姬开始扮演协助治疗师的角色。这真的很管用。他也很喜欢。这符合他的思维方式，摆事实和前后连贯的分析让他备感舒适。他不必太灵活，只需依照预先商定好的规则一步一步执行。

和帕特里克的一次谈话令我记忆犹新。我们通常会从体育记者最感兴趣的话题——足球开始。当时欧洲足球锦标赛刚刚结束，我跟他进行了那次对话。

"那么……"他开始说道，"如果世界是真实的，而且符合它该有的真实模样，那么希腊这个足球小国怎么会在欧洲杯上拿冠军呢？这是不可能的。可他们明明击败了葡萄牙队，葡萄牙队有路易斯·菲戈、克里斯蒂亚诺·罗纳尔多、努诺·戈麦斯……而且就是在里斯本。他们还打败了荷兰队！这真是没道理！"

我又一次大吃一惊。

"好吧，他们必须过关斩将才能进入决赛。"我勉强应道。

"对，捷克共和国。"他的话里不无嘲讽。

即使最出色的球队也无法踢遍天下。那一年，甚至连曼联都丢了联赛冠军，要知道这支球队在之前的五年里拿了三次冠军，而事实证明，它在后来的五个赛季里又赢了三次。幸好帕特里克在恢复到这个阶段的时候，正在想办法寻找另一种解释，并向我讨教。于是我们开始思考体育，探讨究竟是什么让它如此吸引人。我们随便就可以举出几个原因，如以弱胜强，伤停补时阶段进球。一支球队的"竞技状态"全在于建立预期。如果预期破灭，那就另做解释，但是有时候没有解释，或者至少没有能够自圆其说的解释。也许某件事发生的最常见原因才是人们最难接受的。这只是运气而已，要么运气不好，要么运气很好，一切有赖于……

他并非心悦诚服。无可否认，我在跟他谈话的过程中是处于劣势地位的，幸好我找到了某个证据。当时，一些美国理论物理学家以预测各大赛事为主题刚刚发表了一篇令人称奇的文章。[9]他们大概厌倦了揭露宇宙的奥秘，便把目光投向了运动。他们所做的是把美式橄榄球、篮球、曲棍球、棒球以及英式足球的联赛结果整理成表格。他们分析了从1900年以前到现在的大量数据，查看了所有比赛，并计算了热门球队（当时在联赛中排名较高的球队）获胜的概率。通过一些非常复杂的数学运算，他们证明了这些运动可以根据其不可预测性（也就是他们更喜欢说的竞争性）进行排名。美式橄榄球的不可预测性最低，因为夺冠热门球队通常都会获胜。而英式足球基本上处于偶然水平，尽管现实并不完全是这样；在任何一场足球联赛中，任何一支球队都有机会获胜，不过总体上来看还是最热门的球队大概率摘得桂冠。

这在科学上已经得到了证明。足球是最精彩的运动。它最具竞争性，也最不可预测，因此它是最令人兴奋的运动。一方面，它不仅仅取决于偶然机会，不然的话，投入全部精力当某个球队的粉丝是没有意义的。另一方面，如果你支持的球队总是赢个不停，那么你会觉得没有意思，甚至会感到厌烦。不，运动在理想情况下是可以预测的，这样它就不会变化无常；同时，高度的不可预测性又会让你紧张不安，永远不知道结局如何。这就是我们热爱体育的原因，也是我们应该学会热爱生活的原因。

————— ¤ —————

帕特里克和薇姬回到了他们在英格兰中部地区的家。从严重的创伤性脑损伤中恢复过来的过程是非常缓慢的，而且大脑可能永远不会完全康复，但二人觉得他们现在可以应付得更好。情况在逐渐好转。后来，我和他们失去了联系，但我经常想起帕特里克，想起他会如何应对生活中突如其来、不可避免的挫折和意外，尤其是2016年5月的那件事情。就在那个月，足球场上传出了有史以来最不寻常、最令人震撼和最不可思议的消息：上个赛季濒临降级危险的莱斯特城足球俱乐部以5000∶1的赔率问鼎英格兰足球超级联赛。

失却信仰

抑郁症出乎意料地非常普遍。每6人之中就有1人患有抑郁症或者正在服用抗抑郁药，如今承认自己是其中一员一点都不丢人。2017年至2018年，英国约有730万人遵从医嘱服用抗抑郁药，其中超过一半的人在此前的两年中都吃过抗抑郁处方药。

托马斯过着安静、平淡的生活，私下里他是一名虔诚的基督徒。他是一名卡车司机，和妻子感情很好，还有两个可爱的孩子。公路能让他感到踏实、安宁；对他而言，孤寂和单调大有裨益。三年前，他得过一次相当严重的抑郁症，即精神病学家过去所说的"内源性"抑郁症（字面意思是"由内而发"）。其得病的真实原因不明，他并没有受到明显的刺激。谢天谢地，抗抑郁药对他很有效，帮助他重返工作岗位。医生建议他继续服药，这一点他没有向雇主以及英国驾驶员和车辆牌照管理局如实相告。这是一个重大疏漏。虽然他开车很稳当，在行为上并不反常，没有自杀倾向，吃了药也不会昏昏欲睡，但是万一出点事让雇主和管理局发现实情的话，他就有大麻烦了。不仅如此，这意味着他在说谎，而说谎在他的世界里是一种罪过。

几年后，这个谎言越来越成为他的心头之患。尽管他表现得非常好，但是他觉得，由于撒谎他已经把大好局面毁掉了。他开始认为不好的事情总是发生，对于各种状况自己从来就没有妥善处理过，老是走捷径。这些想法在他的脑海里萦绕，让他深感痛苦；他还坚信自己在上帝眼里是个罪人，这个念头更让他饱受折磨。人们试图安慰他，但一切都无济于事；事实上，劝他放宽心反倒使这种情况变得更糟糕了。他不知道怎么样才能摆脱这些想法或者这种境地，开始产生自杀的念头。为什么不呢？他认为自己反正是要下地狱的。

我建议托马斯去住院，但他不答应，认为住院毫无意义，不管怎么样都没有用。我可不这么认为。他是那种只要给予适当的帮助就有可能恢复正常的患者。

———— ¤ ————

托马斯的大脑在想什么？我们可以说，他"想得太多"，而且总是朝最坏处想。不仅如此，他对各种事件的解释在我们看来也很成问题。这并不是说他在掩饰什么，而是说他在回忆方面是有选择性的，而且有些片面。按照认知心理学的术语来讲，他是有偏见的。

抑郁症的认知理论不同于笼统的心理学解释，它更关心的是你怎么想，而不是你在想什么。大多数人对抑郁症的常规看法来自失去某些东西的经历。西格蒙德·弗洛伊德在1917年发表的《哀悼与抑郁》一文中，[1]通过比较丧亲之痛和抑郁症的经历感受，指出了二者的重合之处。据推测，患有抑郁症的人更容易为失去的东西感到痛苦，如失去工作、健康，或者失去地位、尊严等更具象征意义的抽象事物。社会心理学家乔治·布朗和蒂里尔·哈里斯[2]发现，抑郁症与患者身上发生的坏事的数量密切相关，如果患者在早年间丧失了至亲，那么二者的关系就更加明显了，但是没有简单的公式可以解释抑郁症及其严重程度。这引导我们所有人都尝试解释事件的意义。为什么那个特别的事件如此令人不安？为什么它会产生如此持久的影响？

这正是认知方法发挥作用的地方。让我们以记忆为例。如果你跟抑郁症患者谈论过往，那么他们所说的都是消极的事情。你必须大费周折才能引出他们脑海中好的回忆。他们并非刻意闷闷不乐，他们这个样子也不一定是抑郁症造成的后果，因为情绪和认知之间很难区分因果关系。心理学对回忆的研究是在受控条件下进行的，如被试者对一组特定词语或提示做出反应。事实证明，抑郁的人在这类研究中更容易记起消极的联想，而且速度更快。这恰恰是认知偏见的症结所在。并不是其他东西被遗忘了，而是它们根本就不在触手可及之处。那些直接跃入脑海的想法和记忆都是消极的。想象一下，我向你提出了一个极其浅白的问题：上个星期你干了什么？如果你患有抑郁症，那么你的大脑里会充斥着所有糟糕、无聊、令人沮丧和讨厌的事情，而这些事情会排挤掉所有快乐、愉悦，甚至平淡无奇且没有倾向性的事情。尽管你之前并不抑郁，但如果老是想着负面的东西，你肯定会变得抑郁。这很容易就会变成恶性循环。一开始你只是出现了情绪低落，但持有消极的想法很快会变成常态，最后低迷的情绪便能够自我维系了。

马克·威廉斯等研究人员发现抑郁思维的另一个特征是过度概括，尤其是对个人自传体记忆的过度概括。[3]在沮丧的状态下，人们很难给出具体的行为、对话和顺序，很难在回答问题时记起一次性事件，而过度概括就是指这种困难。例如，当你让他们讲讲上学的事情时，他们会说"我讨厌上学，我很无聊，我们都很无聊"，而不是说"我没有通过大学入学考试，可我喜欢社交，最后一年我交了一大帮朋友"。不妨再来看他们是如何回应"派对"这个词的，他们会说"我办过的每个生日派对都是一场灾难"，而不是说"我21岁了，在当地酒吧举办了生日派对，当时的开局很好，但是好几个人喝得太多，打了起来，这真是一场灾难"。

过度概括既没有为重新解释留下空间，也没有激发其他能够联系事件前后背景的记忆。这就像点击一个链接就被重定向一样。你会发现自己很难摆脱这个循环，而它现在只会唤起其他类似的、无处不在的、毫无解决希望的负面想法。换句话说，你开始反复思考。

———— ¤ ————

最终，我说服了托马斯住院，理由是他需要休息一下。住院时间不会太久，如果我们给他更换药物，那么过程会更快。而且最重要的是，他会很安全。他很不情愿地答应了。

他很苦恼。不停有人来观察他，即便最好的精神科病房也到处都是乱糟糟的；他觉得自己没有隐私，对这些十分痛恨。我们很难深入了解托马斯。他这样描述自己的基本情况："沉闷、无聊，什么事都没发生过……爸妈对我们很好，不过没有多少感情流露。去教堂是一件大事。这确实是'福音'，但我有时会盼着发生某种灾难，那样的话至少不缺谈资。"

在服用另一种强效抗抑郁药几个星期之后，托马斯的情绪逐渐好转，开始变得更加积极。他的妻子简前来探视，看到他恢复了这么多，她发自内心地感到高兴。他很无聊，非常想念孩子们。他恳求我让他回家。经过一番协商，我们同意他可以交替着住院和回家，并且逐步延长居家的时间。我们会跟他和他的妻子一起商量，评估进展情况，从而决定他什么时候回家，在家里待多长时间，什么时候再来医院。我们不会让他在医院里住一辈子，但是也不能一下子就把对他的治疗支持全部撤销。

托马斯第一次回家待了几个小时，一切都很顺利，然后我们同意他在家里待一整天。他回来时精神抖擞，很乐观。在查房巡诊的时候，他跟医疗团队的其他成员、护士和住院区心理医生谈笑风生，看起来好多了。他很乐意继续服药。他没有受到不良反应的困扰，并且有信心这次治疗会像以前一样奏效。我们讨论他如何出院、何时出院，并觉得有必要将相关情况通知他的雇主。我的报告肯定要尽量翔实，以便说明他必须接受必要的治疗，但没有理由不能继续上班的情况。他如释重负。他还有负罪感吗？一点儿都没了。想来可笑，这都是抑郁症在作祟。不管怎样，他已经受够了那些宗教上在他看来毫无意义的话。简说她很高兴能接他回家，尽管他还是跟正常时候不太一样。我们答应让他在家里度过周末。如果相安无事，出院时间就定在下个星期。

那是我最后一次见到托马斯。到了星期二，简来到医院，告诉我发生了什么。托马斯回到了家里。他看起来很平静。吃过晚饭后，他们上床休息。春宵一度，万分美好。次日早晨，他送孩子们上学。在把孩子们送到学校后，他可能直接把车开到了附近的主路，停车，下车。一个目击者说，他看起来很激动，猛然迎头冲向一辆卡车，当场殒命。

一番云雨……卡车……即刻死亡……

我倒吸了一口凉气。

简异常平静。她说，为了孩子她只能"强装镇静"。她不愿意去想这件事。护理人员试图安慰她，结果反而被她安慰了。她不责怪任何人，并且对我们的帮助非常感激。这个案子会交付法医，她担心法医的判定会对这个家庭产生什么影响，因为自杀对他们家来说是一种重罪。与此同时，她要把孩子们送到她母亲家里去。

几个星期过后，简的电话打到了医院。法医的判定是意外死亡。法医知道托马斯患有抑郁症，也知道他请假自愿离开精神病院，但是他没有留下遗书。他显然正在康复，因为他已经回家过周末了。那天托马斯并没有对任何人说过自己想自杀的事。他们说，他可能由于走神而忘了看路。那条大路车水马龙，老是有人被车撞倒。

简明白其他的裁定很可能是自杀和死因不明。我觉得后者最有可能。自杀研究人员一般认为大多数死因不明的判定实际上就是自杀，只不过缺少遗书之类的关键证据。意外死亡似乎有点牵强附会，但我们不想深入探讨了。从这家人的角度来看，意外死亡的结论也许是他们所能期望的最好结局——至少它避免了耻辱。

———————— ¤ ————————

1961年，自杀在英格兰和威尔士最终被认定为合法。因为人们过去认为自杀是犯罪，所以它仍然是一种污名。[4]在这之前，欧洲其他国家早就不再把自杀当成犯罪，不过爱尔兰比英格兰和威尔士还晚，直到1993年才认定自杀合法。尽管"结束自己的生命"是公众普遍使用的术语，但许多人依然会不知不觉地说成"犯了自杀罪"。过去的法医报告采用的是"排除合理怀疑"的刑事举证标准，但自从高等法院于2018年出台了一项规定之后，法医就可以根据"盖然性权衡"的民事标准来判定了。

英国每年有近1800人死于交通事故。自第二次世界大战以来，这一数字一直在稳步下降，现在可能趋于平稳。从最近的数据来看，大约四分之一是行人。与此形成鲜明对比的是，英国每年约有6000人死于自杀。同样，自杀的人数在二战后也呈下降趋势。2015年的年龄标准化自杀率显示，英国每10万人中有16名男性和5名女性死于自杀。至于有多少行人和机动车事故实际上就是自杀，相关统计在这方面并没有给出可靠的数字。

对于我们来说，理解自杀是一个巨大的挑战，更不用说预防自杀了。一种方法是尝试进入自杀者的内心：假如你是莎士比亚或托尔斯泰那样伟大的作家，不妨以自杀为主题，写一部戏剧；假如你是一位心理学家，那就进行一次心理解剖。另一种方法是宏观分析，从人群和长期趋势入手。据说发明这种方法的是埃米尔·迪尔凯姆。[5]

1858年，迪尔凯姆出生于法国洛林地区，如果按部就班的话，他本来应该成为家族中的第九代拉比*。1897年，他出版了专著《自杀论》。当时工业革命正在如火如荼地进行，欧洲社会监管到位，井然有序。借助翔实的全国统计数据，迪尔凯姆可以从各种各样的变量出发来研究自杀率。这些变量包括：国家、民族、经济、人口、教育和他所说的宇宙（如温度和昼长）。在做研究的时候，他对细节的重视堪比犹太法典。他还研究了精神错乱和酗酒之间的比率等问题，但他相信即便有了这些，社会学视角也仍是关键。

宗教是一个引起他注意的因素，因为在其他因素相同的情况下，法国和德国的相关数据显示：从普鲁士到奥地利再到巴伐利亚，新教徒和罗马天主教徒的自杀率存在显著差异。新教徒的自杀率一直居高不下。在某些地区，新教徒的自杀率甚至是天主教徒的3倍。迪尔凯姆指出，即便是在总

---

* 拉比，是"先生"或"老师"的尊称，系希伯来语的音译。在犹太教中，受过正规宗教教育，负责执行教规、律法并主持宗教仪式之人被称为"拉比"。——编者注

体自杀率很低的地区，新教徒的自杀率也依然过高，而且这种情况还不能用受教育机会不同等原因来解释。他认为，严格的仪式和教义也没有产生多大影响。事实上，在抑制自杀方面真正起到作用的是宗教信仰和实践，宗教在很大程度上造就了"热情的集体生活"。从本质上来讲，新教更加个人主义，不能"产生缓和自杀倾向的同等影响"。他将此与他所说的"利己型自杀"联系起来加以探讨。

但是对于不信教的人来说会怎样呢？他写道：

信徒起了疑心……感觉自己同所属宗教信仰融入得更少了，脱离了信仰，甚至到了疏远家庭和政治社群的程度。他在自己眼里成了一个谜，然后摆脱不掉恼人又痛苦的问题：这一切的意义是什么？

他解释说，这种集体意识至关重要，"不是因为我们需要维持某种不可能永生的幻觉，而是因为它隐含在我们的道德存在之中，无法丢失"。如果它丢失或者崩溃了，"哪怕是最轻微的抑郁症诱因都会引发极其危险的行为"。此外：

无论一个人多么有个性，都保留着某种属于集体的东西……至于那些看起来是自杀的直接动机的私人生活事件……它们实际上只是偶然因素。如果

个人屈服于毫不起眼的困境，那是因为社会状况使
他很容易沦为自杀的牺牲品。

在迪尔凯姆之后的一百多年间，每当人们试图解开自杀
之谜时，就会发现自己依然在个体和集体之间摇摆。同样的
社会因素（如失业、离婚和经济衰退）仍然与人口中较高的
自杀率有关。奇怪的是，战争并没有使人们更有可能自杀。
尽管战争带来了无尽的灾难，但它引发了一个强大的共同目
标，即阻止个体自杀。其他的危险因素包括身为男性、曾经
尝试过自杀、患上精神病、失去希望、滥用药物以及酗酒。
现代临床研究试图整合这些观点，并且已经证明宗教信仰仍
然可以减少抑郁症患者的自杀冲动。[6]

自杀很常见吗？这完全是相对的。与交通事故相比，答
案是肯定的。对于像托马斯那样年近30岁的人来说，这是
最常见的死因。但与抑郁症相比，答案是否定的；相对而言，
自杀就显得罕见多了。因此，情况很难预测。我们在回顾自
杀案例的时候发现，绝大多数自杀者都来自低风险或者中风
险群体。这似乎是一个悖论，但在风险预测中是一个常见的
陷阱。因为个体的风险因素并非绝对强大，还有某些常见的
其他风险因素存在，如抑郁症，所以我们在统计学上难免会
得出大多数自杀者都来自相对庞大的低风险群体的结论。高
风险群体中有很多潜在自杀者，如患有严重抑郁症、依赖酒

精、长期患病、丧偶或失业的人。但他们所占的比例很小，而且从更广阔的格局来看，这个自杀亚群体的规模显得更小。另一个问题是，最稳定的风险因素不会改变，如身为男性。如果你是一个男人，那么你今天面临的自杀风险和去年的一样，和明天的也一样。

---------- ✿ ----------

　　第一次不得不接触自杀行为是我在一家中等规模的综合医院实习的时候。一有紧急情况，第一个去处理的医生就是我，就这样我连着干了半年。这家医院应对医疗紧急情况的做法很有创意。它设置了几个处理特定情况的小组，小组成员可以迅速行动并分享专业知识和经验。其中包括一个胸痛小组、一个胃出血小组和一个专治65岁以上患者的小组。救护车送过来那么多人，再加上急诊室转过来的患者，他们都会被定向分给某个医疗小组，这简直令人震撼。你可能以为实习医生除了应付"其他"类别的紧急情况之外，肯定几乎无所事事，或者偶尔处理一下肺炎或者糖尿病患者昏迷的情况。这种说法没错，不过还有一个例外的类别，它的发生率在20世纪80年代大大提高，那就是服用过量药物而特意让自己中毒。当时，一个晚上评估、收治十名这样的患者并把他们送到病房的情况对我而言并不罕见。

作为一名实习医生，我见过很多这样的患者接受治疗。过量服用扑热息痛会造成肝中毒，产生致命的后果，而过量服用早期的抗抑郁药会引起心搏骤停。还有许多人会过量服用危害较小的苯二氮䓬类药物，如安定片（地西泮）和利眠宁（氯氮䓬），或者家用药柜里的其他药物，如抗生素和消食片。因为后者的危险程度相对较低，而且经常发生在下班后和周末，所以过量用药经常被视为一种麻烦——这群人明显是没事找事、自作自受。急诊室的一些医护人员会把洗胃（胃泵）当成乐子，这种操作实际上很折磨人，而且在很多情况下并无必要；另一些医护人员坚持给患者上导尿管，这个过程也会令人感到痛苦，一般很少用到，除非是呆滞或者药物阻塞尿路等必须要监测肾功能的患者。很多医护人员粗暴无情。虽然这种风气并不是无处不在的，但很多地方就是这样。当我回想起这样的行为时，总会感到不寒而栗，并为自己没有采取任何干预措施而感到羞愧。当时我觉得这可能是一种有效的威慑手段，因为有些人屡教不改，三番五次地被送到医院接受救治。不管怎样，我能有多高明呢？

在那半年的实习期间，我逐渐意识到同情和不加评判实际上是最好的策略。我强调，这并不是因为我特别善良和善解人意。这是一种实用主义，因为有大量的患者需要治疗。有些患者需要用较强的医治措施才能抢救过来，你必须提早发现；其他患者则可能因为不配合或具有攻击性而制造严重混乱。当我在夜间值班时，往往随叫随到，不得消停。其中最令人头疼的就是有患者不遵医嘱着急想要出院，我必须把患者控制住，以免他们跑出病房。有时我还得应付一大帮愤怒的、醉醺醺的家属，他们要求我把患者转到重症监护病房或者精神病医院，甚至要求让患者出院。

在我见过的那些服用过量药物的患者中，有人兴高采烈，有人气冲牛斗，有人无动于衷。最常见的是心灰意冷的年轻人，他们觉得自己被困住了，走投无路。我只需轻轻地说一句"告诉我发生了什么"，就能引出一个悲情故事：被拒绝，受凌辱，感到生活无望，被男朋友抛弃或者被父母赶出家门。有时情况似乎真的很棘手，当事人也深受困扰。我本可以简单粗暴地回应一句"用不着这么折腾，到了早上你就可以回家了"，或者苦口婆心地劝慰一句"你难道不知道扑热息痛很危险吗"，但这只会适得其反，加剧对方的痛苦。

实习医生或专科护士的责任之一是评估自杀风险或自杀意图。直观地说，这包括一些很重要的方面，如对方计划到了什么程度，他们为避免中断或被发现而采取了什么步骤，以及自杀方法有多么致命（是跳到火车前，还是吃一些药片）。不过，并没有简单的公式可以用来量化它们的累积效应。粗略地询问自杀原因值得一试，但很少能得到有用的答案。将心比心、慢条斯理的对话会收获大量的信息，但是即使对方真心实意地做出反馈，我们也不能总是只看表面。人们极少会说自己自杀的目的是让他们的伴侣负疚，或者是不让房东把他们赶出去，尽管这样的解释与自杀的背景相契合。很多人会说"我就是想死"或者"我已经受够了，没什么活头了"。但在我的印象里，当医生和患者之间建立了一定程度的信任之后，大多数人实际上变得更加矛盾，他们会说"我真的不知道我为什么这样做""我很茫然，不知所措"或者"我要的就是那种结束一切的感觉"。这些解释在我听来真实可靠。

精神病学家试图将自残和自杀区分开来。为了强调这种区别，他们提出了"准自杀"这一术语，但是它并没有经受住时间的考验。针对二者的流行病学研究表明，它们往往影响不同的群体。自残更为常见，每年每10万人中就有400~500人自残。它往往发生在年轻人中间，而且自残率随年龄的增长而下降。相反，自杀率不会随年龄的增长而下降。准自杀在女性中更为常见，自杀在男性中更为常见。然而，两者有大量重合之处。曼彻斯特大学精神病患者自杀和凶杀机密调查项目（NCISH）的主管路易斯·阿普尔比提出了既实用又好记的"50法则"：50%自杀者都有自残史，自残后一年的自杀风险可能增加50倍，送到急诊室的自残者中每50人就有1人会在一年后死去。自残点燃了自杀的导火索，虽然燃烧的过程蜿蜒曲折，但它往往会熄灭；不过在很多时候，它会绕开熄灭的可能性，烧到尽头，造成致命的后果。该项目还强调出院后的一段时间是自杀高危期，尤其是第一天和第一周，托马斯的情况就是明证。

———————— ✿ ————————

托马斯的死亡让我无法释怀，我觉得自己辜负了他和他的家人，并试图弄明白他为何自杀。我想正是这样的心态驱使我扎进文献堆里寻求慰藉，或许这也是一种摆脱痛苦的方式。就这样，我发现了一些在群体层面研究自杀行为的迷人见解。在一些研究人员眼里，流行病学的宏观视角似乎与累积起来的死亡证明档案一样枯燥、客观和冷冰冰。但正是这些在群体层面上出现的变化起到了作用。

其中一些变化是偶发的。20世纪50年代，由于含有一氧化碳的煤气被天然气取代，自杀死亡人数的上升势头得到了遏制和扭转。这在女性中尤其明显，因为吸入一氧化碳是女性最常见的自杀方式。诗人西尔维娅·普拉斯就是一个例子。1963年，她在伦敦的公寓里把自己的脑袋埋进煤气炉里，自杀身亡。燃料方面的简单变化导致总体自杀率急剧下降。流行病学家惊奇地注意到了"替代方法"的缺失：当一种方法行不通的时候，人们不一定会刻意寻找替代方法。

纵观过去的趋势，我们可以看到通过吸入汽车尾气而自杀的现象后来开始蔓延，特别是在男性中。但自从1993年政府通过了关于加入催化转化器的法案后，[7]这一趋势同样得到了遏制。还有一种干预措施更周全、更深思熟虑的"限制自杀方法"，即减少人们能一次性购买到的扑热息痛和其他镇痛剂的数量。为了做到这一点，政府于1998年又对法律进行了修改，这带来了自杀死亡率下降的结果，而且社会上几乎没有出现用其他方式代替过量服药的迹象。凡是成功的自杀预防策略都是简单而具有战术性的，想来令人不无尴尬。

我记得某位单人脱口秀演员讲过这样一个笑话：

> 比方说，有一次我的朋友觉得非常丧气，心里想——够了——我要做个自我了断。于是他就去药店买了点扑热息痛。你猜怎么着，只能买16片！我的意思是，拜托，他们真的认为这样能阻止一个人自杀吗？好像我们不晓得明天早上再来一趟？为什么叫"杀死自己"，或许这就是原因，因为你得想办法自杀。

但是，你也只能从常识中明白这么多。精神病学家基斯·霍顿和同事们在撰写报告的时候发现，得益于药品包装法案，仅英格兰和威尔士的自杀死亡人数就在11年内减少了765人。[8]过量服用扑热息痛的情况依然很常见，但是致死率不再那么高了，这要归功于那个很不起眼的变化。除此之外，还有一些简单的调整，如移除可能帮助患者在精神科病房里自缢的东西，在火车站的站台和高架人行道的周围设置屏障。在南亚，政府应该采取措施让人们不容易弄到有机磷农药；在美国，政府只需进一步限制人们对于枪支的拥有。这一切都可以显著降低自杀率。往昔的经历是一种负累，社会压力让人不堪承受，精神病治愈无望，于是意欲自杀者便像哈姆雷特一样深思熟虑或像卡列尼娜一样无可救药地企图自我毁灭、求得解脱。尽管如此，但最后的致命行为往往不过是昙花一现的冲动。这一冲动实则非常微弱，只需一时的分心或一个微不足道的障碍就能使其烟消云散。自杀，似乎就是这般情形。

然而，与我交谈的一些人却铁了心地要自杀。他们可能长期患有精神病且多次试图自杀。我记得有一名男子，他费尽心思地谋划方案并付诸实践，然后服用了过量的扑热息痛——他一点也不冲动——结果导致肝脏衰竭，不过他最终还是恢复了过来。他告诉我他在自杀之后出现了哪些幻想：他觉得自己好像飘在空中俯瞰人间，似乎看见亲朋好友聚在自己的坟前悲悲戚戚；他的妻子因不够爱他而自责不已；十几岁的孩子们哭得伤心无比，希望能有更多的时间陪伴父亲；他的老板以前总是对他呼来喝去，现在也唉声叹气地祈求他的宽恕；而更多的人在向他这个大好人表达敬意，都说他在有生之年没有得到赏识实在可惜。这是一次大胆的吐露心扉。我还记得我倾听过一个心神错乱的女人的诉说，她的爸爸自杀身亡。她拼命地想要摆脱像她爸爸那样走同一条路的念头，告诉自己永远不要自杀，不要丢下孩子不管不顾。听她这样说，我心中很是宽慰。我在笔记中写到，虽然她有自杀的念头，但幸好有"保护性因素"存在。然而她还是自杀了。这类故事一时不好解释。有人主张自杀是一种自私的行为，甚至连一些心理健康专家也是这么认为的。但是，我们很难想象一个人会有这样的想法：你简直糟糕透顶，活着百害无益，就算你死了，孩子也只会觉得没有你反而过得更好。

———————— ✡ ————————

在生命的最后24个小时里，托马斯肯定有所计划，当时他会想些什么呢？这个"想得太多"的人似乎一直活在当下。人们禁不住猜测，他在决定离开人世之后肯定会感到内心异常平静。他放弃了一切宗教上的"胡说八道"，既没有对其他的慰藉心存渴望，也没有用别的方式来填补信仰缺失的空白；对超自然的东西产生怀疑并不是一个称心如意的解决方案。显然，他没有恢复理智。所谓的恢复理智，只是我当时沉浸在理性主义泡沫中的一厢情愿。我猜他的世界和

"道德存在"发生了彻头彻尾的改变，就像迪尔凯姆所说的那样。他身上的社会属性在那个时候就已经不复存在了。

事后看来，宗教信仰的丧失本应是一个危险信号，我们需要提高警惕。但他为什么会看不到出路呢？为什么不寻找另一种替代方案作为精神支柱呢？也许这要追溯到他和许多抑郁症患者一样从一开始就表现出来的过度概括的记忆。心理学家已经表明，以非特定的、泛化的方式思考过去会让我们很难重新评估过去以及它对个人的意义。[9]最重要的是，这阻止了我们从中吸取新的教训，限制了创造性思维。因此，当你发现世界坍塌，却又看不到创造另一个世界的前景时，就会感到没有了未来和希望，没有了生活的盼头。但是不妨回顾我们的过往，看看我们已经活出了多少种不同的样子，这是我们想象未来生活的关键：什么样的事情会发生，我想在什么地方生活，我的生活会有哪些不同。[10]

$$\text{—— IV ——}$$

只有我们俩

哔哔声急促地响起，打破了傍晚的静谧，不免让人警觉起来。有紧急情况。我是内部值班医生，负责医院的紧急呼叫。"封闭病房发生暴力事件。"那是我的病房，我一下子就猜到了谁是这起事件的中心人物——非朱尼尔莫属。

我拿起钥匙就朝那边赶，一路上钥匙叮当作响。当我有点儿上气不接下气地赶到现场时，我看到双方正在僵持。朱尼尔前段时间一再要求离开，他只是想找个没人的地方弹吉他，但一直不被准许。人们认为他太反复无常，令人捉摸不透。

这个家伙的模样看起来有些可怖：一米八三的个头，二百斤的体重，还剃着光头。控制他的过程免不了一番争斗。医护人员围成一个半圆，他不断向众人挥舞吉他，背靠着一道关闭的门。护士长是一名年近50岁的男子，正试图"缓和"局势；他温言相劝，试图安抚朱尼尔。他和朱尼尔关系很好。他们俩在牙买加都有亲戚，因此聊天的时候喜欢谈论家乡。

"得了吧，朱尼尔。把你的吉他放下。这行不通。你知道，根据法律规定你得在精神病院里住院，只有他人陪同你才能出去。我们可以在稍微晚一点的时候去院子里散散步。我们还是先回你的房间，可以吗？"

其他的医护人员纷纷点头。

"咱们就说说这个吧，"我补充道，"我们本来很快就要对强制在精神病院里住院这个条款进行重新修订，可是你得冷静下来。"

"汤姆叔叔和他的喽啰，"他冷笑着，并盯着护士长说，"从奴隶的后代变成奴隶主是什么感觉？"然后转向我，苦笑起来，激动地说："把我放了吧！"

他举起吉他，握住琴颈，气得浑身颤抖。我们连忙后退。

"放下吉他。"护士长坚定地说。

"好，好，我把它放下，你别生气。"他嘲弄地回答道。

他小心翼翼地把吉他搁到地上。那是一件漂亮的乐器，一件锃亮的西班牙原声乐器，上面还镶嵌着珍珠母。"我们到接待室去吧。伙计，给我拿一杯你最好的氟哌啶醇红酒！"

紧张气氛缓和了。我们松了一口气。他站在吉他旁边，伤感地看着它。然后他猛地抬起脚，狠狠地踩了下去，吉他面板应声破裂。他转过身面对墙壁，举起双手，做投降状。

两名护士从两边押着他，大家把他送到"暂停区"。

那个时刻有点惊心动魄。它让人想起1973年罗伯特·奥尔特曼的电影《漫长的告别》中的一幕，这部电影翻拍自雷蒙德·钱德勒的经典之作。私家侦探菲利普·马洛与歹徒马蒂·奥古斯丁交锋，而奥古斯丁被刻意扭曲成犹太人而不是意大利裔美国人。有人欠钱不还，奥古斯丁很不痛快。他转向自己的女友，爱抚她，夸赞她美貌过人。冷不丁地，他把一个可乐瓶砸在了她的脸上。这种行为很残暴，令人恶心。然后他转过身来，对马洛说："那是我爱的人。你嘛，我可不喜欢。我对心爱之人都下得了手，何况你呢！"

朱尼尔被诊断为躁狂抑郁症，也就是我们现在所说的双相情感障碍。他只有二十八九岁。他的父亲是牙买加的一名很有名的职业音乐家。他也很有音乐天赋，是一名颇有造诣的吉他手和作曲家。他在英国长大，学习成绩优异，初次发病之前在一所名校学习法律。他还精通武术（至少他自己是这么说的）。

———— ✡ ————

许多人都患有精神科医生所说的心境障碍或情感障碍。那些患有抑郁症的人可能会明显地反复发作，但中间会有一个情绪正常的周期。他们偶尔也会有情绪高涨的时候。情绪极端的情况被称为"躁狂症"，它意味着脱离现实，情绪驱动妄想和幻觉的产生。例如，患者可能认为自己富甲一方，拥有特异功能，是个天才或者超级英雄；他们甚至觉得自己听到了来自天堂唱诗班、其他星球或者上帝的声音。躁狂症患者精力无穷，可以好几天不眠不休，直至精疲力竭。他们说话速度飞快，别人一般都听不懂。

症状温和且持续时间很短的"轻度躁狂症"则更为常见。这个术语很容易让人产生混淆，以为它只是指没有躁狂症状的情绪高涨。轻度躁狂症有时是抗抑郁治疗作用于过度敏感的生物情绪控制系统而产生的后果。轻度躁狂症患者同样精力充沛。最初这类患者会让其他人在情绪上感到受了鼓舞，但是很快就令人生厌。他们说起话来又快又激烈，其他人勉强听得懂。他们乐观而不失理性，但他们的判断和考虑的重点是扭曲的，而且他们沉醉于自我，不体谅他人，经常会让人际关系变得很紧张。

奇怪的是，患有躁狂症和轻度躁狂症的人并不怎么快乐。悲伤和快乐通常是一个人情绪的两极。恰如抑郁症会把人带出熟悉的悲伤地带，转而带到一个更加黑暗、更加凄凉的境地，躁狂症和轻度躁狂症也会超出正常的快乐界限，让人进入一个永远不稳定的、一切都在快速变化的地方。那是一个急不可耐的领域，谁都受不了傻瓜。躁狂症患者似乎在这样说：我想要它，我现在就想要它。这不像是快乐，更像是易激惹*。易激惹是一种人们知之甚少的情绪状态，也是许多人际关系问题和精神问题的核心。[1]患有轻度躁狂症的人一开始可能很积极、很慷慨，他们可能大手大脚地送钱送物，而且在感情上也毫不吝啬；可是当得不到回报的时候，他们很快就会感到不满足。他们会觉得这太慢了，人人都是白痴！慷慨可能导致一贫如洗，新的计划也可能泡汤。所有这些都让患有轻度躁狂症的人感到沮丧，而这种沮丧会导致侵犯甚或暴力。

有一种生物情绪控制系统可以感知化学物质（无论是抗抑郁药、酒精还是兴奋剂）的干扰，它似乎是一种天然的心理调节器，总是试图将我们的情绪控制在合理的范围内。一旦情绪超出范围，它就会变得很不稳定。躁狂症患者可能会突然陷入悲伤的绝望，然后又突然变得欣喜若狂。这让旁观者感到疲惫不堪，一头雾水。有经验的精神科医生可以利用这种现象，通过营造悲伤的气氛来对躁狂症患者施加某种程度的控制。患者会突然停下来，开始反省。反省的时间通常不会很长，但足够让医生抓住机会针对他们所处的困境与他们进行一次简短而有意义的谈话。

人们总是想知道，把心理调节器调得比正常状态高一点

---

* 易激惹是不适当反应过度的一种精神病理状态，包括烦恼、急躁或愤怒。——编者注

会是什么样子。我们不是都有过一切顺其自然的时候吗？任何我们想说的话都得到了恰当的表达；我们诙谐、聪明、博识；我们的动作流畅优雅，我们的感觉异常敏锐。我们有时候会在一段时期内富有创造力和活力，然后又进入一段以沉思为主的低迷期作为平衡。这种症状的精神病学术语是"躁郁环性气质"。自古以来人们就将疯狂与创造力相联系，如果这种说法有一丁点可信度的话，那么，它很可能是指这种可控的两极性。也许我们不经历绝望就无法真正体会到快乐。

这种上下往复的两极性从何而来？我们很容易把一个看成另一个的自然结果，因此，"遁入躁狂症"的概念应运而生。这就好比在抑郁了这么长时间之后，人们有可能忽然从中解脱出来，升华并超越了它。还有一种更吸引人也更可信的观点：在遭受了一段时间的躁狂症或者轻度躁狂症的折磨之后，当个人被自身状况所造成的破坏包围时，抑郁症就变得不可避免。关于这种解释是否充分，我们还没有定论。可它肯定是一种已经得到认可的模式。

恰如其名的瑞士精神病学家朱尔斯·昂斯特*及其同事

对大量躁狂抑郁症患者进行了为期数十年的跟踪调查。他们发现，那些症状严重到需要住院治疗的患者的一生可能有五分之一的时间都在躁狂抑郁症发作中度过，他们的情绪会有规律地反复波动。平均而言，每次发作持续大约3个月，每年大约发生0.4次。[2]两次发作之间一般会有一段非常短暂的情绪正常时期，有时候不过几个小时的平静过后，就又有暴风骤雨般的发作。许多专家认为这种模式是可遗传的，由基因缺陷造成，但这一点尚待证实。

有时候这种节律性简直令人不可思议，甚至在自然界的生物系统中随处可见。许多哺乳动物一到时间就会冬眠，而包括灵长类在内的一些哺乳动物都有发情周期，会定期发情。生殖周期当然是人类女性生理的一部分，但与之相关的行为周期却很难分辨。人们发现躁狂与抑郁的循环周期是28天。不过值得一提的是，生物精神病学家约翰·克拉默于1959年在《英国医学杂志》上发表了一个值得特别注意的病例，患者是一名48岁的男子。[3]

我们的许多周期是昼夜节律，换言之，我们入睡和醒来的时间是跟太阳同步的。这些周期由一个复杂的激素和神经控制系统支撑着。如果我们将这些周期打乱了，如轮班或者倒时差，我们的健康和情绪就会受到深刻的影响。我们知道，强行改变相位会触发易感人群的双相情感障碍。譬如，从美国飞往英国特别容易诱发轻度躁狂症发作，但从英国飞往美国就没有问题。[4]

———————— ✿ ————————

那天晚上我很难跟朱尼尔说上话。病房里的气氛很紧张。经过一番推诿，朱尼尔还是加量吃了氟哌啶醇，这种药具有强大的镇静和抗精神病效用；毕竟，吃氟哌啶醇是他自己的主意。

次日早上，我又回到病房例行日常工作。工作人员报告说，朱尼尔大约在凌晨3点的时候迷迷糊糊地睡着了。现在他已经起床，开始四处走动。是的，他很焦躁，大声嚷嚷着风凉话，比如昨天午夜前后的下流舞会是怎么开始的，等等。他还撺掇其他人惹麻烦，大多数患者的精神状态比他还差，当然也更不善于表达。"除了锁链你们没有什么可以失去，"朱尼尔对他们说，"今天晚上，让我们为自由而斗争，囚鸟们！一只往东飞，一只往西飞，一只飞过布谷鸟的窝。哈哈！"

我探头问道："我能进来吗？"

"没法不让你进，我没有这个权力，我是殖民地，是小镇，是被占领的领土。"他怒气冲冲地说，一会儿变成印第安口音，一会儿变成南非口音，一会儿又变成阿拉伯口音。

我注意到了那把吉他，它孤零零地靠着他的床。总的来说，损坏看起来不是太严重。

"真可惜……"

"是啊，我就是个白痴……当我的吉他轻声哭泣……"他喃喃地说着，漫不经心地唱了起来。

我跟他聊起了强制在精神病院里住院的相关规定，谈到了为什么他昨晚的表现可以被看作一次复发。我理解他的沮丧。他确实在进步。我们决定不取消他的陪同假（一名工作人员跟随他外出），但他必须等到有人腾出时间来才能出去半个小时左右。他得耐住性子。这是封闭的病房，不是隔离的牢房，更不是监狱。双方需要一定程度的合作。我们必须共同努力。他又开始服用碳酸锂，这是人们发现的第一种能够稳定情绪的药物，而且药效还不错。它似乎起到了作用。他本来已经好了一年多了，那是自他患病以来最长的一段正常时间，可是他一停掉碳酸锂，病就又犯了。

当时他已经在医院住了至少两个月。据说他在被警察送过来之前，曾在威斯敏斯特大桥一带盘桓。我们并不清楚他是打算跳入泰晤士河还是试图闯进议会。当警察靠近他的时候，他明显满口胡话，说什么再发动一场骚乱（当时布里克斯顿刚刚发生过骚乱）。警察并没有逮捕他，而是把他带到了精神病医院。

他愿意遵守住院规则吗？他看上去已经很不耐烦了，开始坐立不安起来。患上轻度躁狂症的人有一个特点，那就是一切都逃不脱他们的眼睛，他们会抓住你的任何瑕疵或污点，发现你的任何不当措辞或弱点，并加以利用。

"你喜欢这样，不是吗？"他呛道。我回过头，温和地看着他。"控制，权力，让人感到压抑的住院规则。"

"不，事实上，我讨厌它。"我回答。

朱尼尔轻蔑地问道："那么，为什么病房里全是黑人？"

他问得有道理。确实，精神病医院里的黑人患者数量远高于预期，即便在伦敦这样的黑人和少数民族人数较多的地区也是如此。这是一个值得关注的问题，需要更深一步的研究。[5]对于来自加勒比和非洲的移民而言，这是否与小时候的感情脆弱或者宫内感染导致大脑的发育和功能受到影响有关系呢？这些移民之前没有接触过常见病毒，因此没有免疫力。人们很难证实这一点，因为病毒太微小了，脑部扫描也显示不出来。是否与遗传有关系呢？不太可能，因为他们的家族史中并没有太多关于这种疾病的病史。是否与移民到异国他乡有关系呢？有可能，不过大多数患者都是第二代或者第三代移民。是否与吸食大麻或者其他毒品有关系呢？有可能，不过白人青少年吸食大麻的比例和黑人青少年的一样高。是否与贴标签（由于缺乏理解，文化态度有差异的人被诊断为精神病）或有意控制有关系呢？不可能，因为在伦敦工作的牙买加精神科医生也做出了同样的诊断。是否与社会对种族主义的普遍反应有关系呢？社会中存在种族主义，对这一点我做好了准备，但我坚持认为我和我的职业跟种族主义无关。和我共事的大多数人都持有自由的价值观。我们喜欢多元化。我们只是在收拾残局。

至于贴标签，我和同事已经使用简明的案例研究方法正式做过实验。我们请了大约200名英国执业精神科医生对可能出现的诊断进行评论，看他们能否在案例属实的情况下预料到诸如暴力等问题。[6]我们悄悄地改变了案例中当事人的种族，以确定这是否会影响他们的反应。我们发现，不论是非裔加勒比人还是白人，诊断受到贴标签的影响非常微弱；不过，如果当事人是黑人男性，那么施暴的可能性在受试医生的眼里会更大一些。我们从种族思维的角度讨论了这个问题。种族思维是一个社会学概念，认为刻板印象无处不在，通常（但并非始终）是负面的。幸好，如果它能引起人们的重视，就可以被抵消，这跟意识形态上的种族主义不一样。因此，人们认为把专业人士称为种族主义者有一定的必要性，但往往只会导致辩护性的否认和反诉。这是在警方处理斯蒂芬·劳伦斯案件的麦克弗森报告出现之前那几年的情况，当时制度种族主义仍然存在。[7]

然而，就在那一刻，站在朱尼尔房间里的我上钩了。我当然不是种族主义者。我注意到他总是拿种族主义说事，做出不公平的推断。我的总结是，他根本不为自己的行为负责。

他激动地说："你会这么说的，不是吗？白人在和黑人谈话时甚至意识不到自己是种族主义者，就像黑人意识不到他在白人文化中永远不是他自己一样。你什么都不懂。人无论何时都要保持尊严*，拉比·彭斯，拉比·西格蒙德……我是一个比你更好的精神科医生，你永远赶不上！去读读弗朗茨·法农再跟我讲话！"

─────── ¤ ───────

我知道弗朗茨·法农。1925年，他出生在当时的法属加勒比殖民地马提尼克岛。他的父亲是中产阶级黑人，母亲是混血儿。第二次世界大战期间，他参加了自由法国军队，在北非和法国与敌作战，负了伤，获得了战争十字勋章。战争结束后，他在里昂学医，专攻精神病学。为了毕业，他提交了一篇论文；这篇论文后来成了他的第一本书《黑皮肤，白面具》，我在图书馆里找到了它。[8]很明显，大学以"不合时宜的主观"为由驳回了这篇论文，于是，他在1952年又交了一篇案例分析的论文，主题是更加主流的神经精神病学。[9]

1953年，法农的第一份重要工作是在阿尔及利亚的卜

---

* 这句话的原文是 "A Man's a Man for A' That"，出自苏格兰民族诗人罗伯特·彭斯在1795年写的一首著名诗歌，反映了18世纪兴起的共和主义思想。——译者注

利达－茹安维尔精神病院上班，该院有8名精神科医生，负责2500个床位。他对许多规章制度进行了改革，引入了职业疗法，并鼓励患者参与医院的管理。他试图把欧洲患者和非洲患者放到一起加以治疗，却发现这种做法对前者有利，可后者"不感兴趣，并且怀有敌意"。他认为原因在于他错误地采用了"殖民同化政策"，于是引入本土治疗方法来纠正这一错误。[10]

法农在《黑皮肤，白面具》一书中借鉴了文学、人类学，以及弗洛伊德、阿德勒、荣格等精神分析学家和让－保罗·萨特、黑格尔等哲学家的思想。从性嫉妒出发，他谈到了白人对黑人的恐惧（他称之为"黑人恐惧症"，不过这个词现在已经过时了），还描述了他自己和他祖先的种族主义经历是如何内在化，进而造成无法解决的冲突的。"受到自身文化的强制影响，安的列斯人甘愿为奴。当过白人的奴隶后，他们自己奴役了自己。"[11]1956年，他加入了阿尔及利亚民族解放阵线（FLN），针对法国新殖民主义采取更加积极的革命立场。1961年，他在担任阿尔及利亚驻加纳大使期间死于白血病。

如果我早知道法农的话，就能明白朱尼尔为什么是拥有加勒比传统的精神病患者。法农早期以《黑皮肤，白面具》为中心进行理论建构的时候，其思想可能符合种族思维的概念，但当他变得更激进的时候就是另外一回事了。

———————— ✡ ————————

朱尼尔的焦躁渐渐平息下来，他不再卖弄辞藻，不再从一个话题跳到另一个话题（又名思维奔逸*），也不再挑衅地开些无趣的玩笑。我越来越有可能与他进行更长时间的谈话。探讨的主题也很重要，包括挽救他的事业，修补他与朋友和家人之间的破裂关系，避免将来再次住进精神病院。他的语气变得严肃起来，甚至有些忧郁。我不知道他是变得抑郁了，还是像其他更了解他的人所认为的那样表现出了他真正的样子：一个冥思苦想的年轻人。他仍然时不时地嘲笑我的白人特权："说这些话对你来说太轻巧了，我敢说你从来没有奋斗过。"我们不全是在谈论临床问题，有时候也会提到音乐。我告诉他我会弹一点钢琴。我们两个都喜欢爵士乐。

根据《精神健康法》中关于精神病患者住院的条款，他必须有人陪同才能外出。这依然是双方产生分歧、让他愤怒的一个点。朱尼尔明白，如果还未康复就自行外出，他可能会惹上麻烦，而且限制措施是逐步减少的。但是他觉得限制

---

* 思维奔逸是一种兴奋性的思维联想障碍，通常伴发于躁狂症或轻型躁狂症，表现为语速奇快，滔滔不绝；言语夸张、戏谑，缺乏深思熟虑，给人以信口开河之感。患者常被环境中的变化所吸引而转换主题，严重时语无伦次，毫不连贯。——译者注

措施减少的速度太慢了。当时我是一名精神科实习医生，因而做出与住院相关的决定之人不是我，而是会诊医生。我想出了一个点子，既能解闷，又能使我们之间的关系变得越来越融洽：我对他说，下一次陪同外出的时候，我会带他去医院广场，而他应该带上吉他。

我们离开住院区，去了医院的体育馆。体育馆的一头是个布满了灰尘的废弃舞台，上面堆满了破败的健身器材，还有一张乒乓球桌、几个空无一物的文件柜，以及一些其他的废弃物品。这里有一架用绿色帆布盖着的博兰斯勒钢琴，就是保罗·麦卡特尼在专辑《顺其自然》中使用的那种。我知道它能弹，医院在圣诞节表演舞剧的时候用过。朱尼尔禁不住"哇"的一声，当场呆住了。几年前演奏家约翰·奥格登*在这里住院的时候，就弹奏过这架钢琴。[12]奥格登患有严重的精神病（可能是躁狂抑郁症的一个变种），这一点已有广泛报道。他在伦敦市中心举办音乐会的时候，曾经把医院当成基地。

"那么，咱们来场即兴演奏吧。"朱尼尔说着，拉过一把椅子，调了调他那把已经破裂但还能正常使用的吉他。一般来说，人们会聚成一团，喊出一些歌名和艺术家的名字，希望找到大家都满意的曲子，业余音乐家肯定很熟悉这样的场

---

* 约翰·奥格登，1937年1月~1989年8月，英国著名钢琴家、作曲家。——译者注

面。可当时并没有观众，我们难免有些失落。什么样的曲子合适呢？我提了几首歌名。乔治·格什温 *的《夏日时光》怎么样？[13]任何时候弹这首曲子都不会不合适。

先弹几首曲子权当热身，而后我们兴致渐高。朱尼尔知道歌词。乐声悠扬，我们俩都放松下来进入了状态。当时的环境跟我们平常习惯的大不相同，我俩感觉自己就像是合伙翘课的孩子。

"乔治·格什温——《波吉与贝丝》**——这个来自布鲁克林的犹太年轻人，为什么会有最深刻、最黑暗、最强烈的黑人经验呢？"朱尼尔问道。

"他是个音乐天才，这难道不正好标志着音乐是无界限的吗？"

"我同意这部作品的曲调很出色，可我觉得这是盗用其他人的文化。你们犹太人自己的历史也很黑暗，可为什么要拿我们的历史当题材呢？"

我不想破坏气氛，但他提到这一点是要说明什么呢？我

---

* 乔治·格什温，1898年9月~1937年7月，俄裔犹太移民后裔，美国最具声誉的作曲家之一，其作品涵盖通俗和古典两种风格。——译者注

** 《波吉与贝丝》是杜博斯·海沃德在1935年以自己的小说为基础改编的一部三幕轻歌剧。该剧以美国的一个黑人区为背景，描述了乞丐波吉与流氓克劳朗的情妇贝丝之间的感情故事。乔治·格什温为之谱曲，艾拉·格什温为之作词。——译者注

恍然大悟。把我放了、被占领的领土、拉比·彭斯、拉比·西格蒙德……所有这些言论都表明，它不仅是有关犹太人从受害者变成侵略者（以及我的苏格兰口音）的一场戏，而且是针对我个人的一场戏。他是在试图找出某种可以利用的弱点，或许是为了恢复他所理解的我和他之间的权力不均衡。他自作主张地认为我必定是犹太人。我不想讨论我的背景和私生活。我应该保持这样的界限来维持职业距离。你可以很友好，但你们终究不会成为朋友。于是，我试着转移话题。

"好吧，十二小节的布鲁斯怎么样？"我敲了几个和弦，我们随即开始合奏。

"悲伤之人能唱平淡无味的歌吗？还是说他们可以假模假式地唱布鲁斯？"*他轻声唱着，我们以华丽的大七和弦作为结束。

"调子再低一点，来点轻柔爵士**怎么样？"我提议。

我们各自说了几首歌名。我建议来一首小格罗弗·华盛顿***的热门作品——这支曲子的前奏是半音降调，不太好处

---

* 这是一句歌词，出自英国傻瓜狗狗乐团（The Bonzo Dog Band）发表于1968年的歌曲《悲伤之人能否唱平淡无味的歌》（*Can Blue Men Sing The Whites*）。——译者注

** 轻柔爵士是一种商业化程度较高的融合爵士乐，在20世纪80年代和90年代初期风靡一时。——译者注

*** 小格罗弗·华盛顿，1943年12月~1999年12月，既是轻柔爵士的开创者，也是出色的词作者和萨克斯演奏家。——译者注

理，但后面就是简单的重复乐段，可以即兴发挥。

"好！"朱尼尔说，"这是我最喜欢的曲子之一，献给成熟的女士。"

可是这里只有我们俩……[14]

我们禁不住笑出了声，气氛再次融洽。

我看了看手表，我们从病房里出来已经一个多小时了。我在心中暗想，音乐真的很神奇，可以联结人心，触动药物与言语无法抵达的深处，起到不可思议的作用。但是我们该回去了。我合上琴盖，朱尼尔收拾好吉他。他伸手抚摸着琴身，皱起了眉头。

"我觉得它能修好，希望如此。"

我点点头，心中大为快慰。

"哦，谢谢你，"他说道，语气柔和，态度真挚诚恳，"这很有意思。"

"是的，很有意思。"

当我们正要离开时，他却突然站住，然后问道："那么，你是犹太人吗？"

"是的。"我迟疑了一下。

他看着我的眼睛说道："顺便说一句，我是黑人。"

— V —

吃什么，像什么

　　还有比"吃什么，像什么"更朗朗上口、更荒谬的口号吗？相比之下，"吃是为了活着，而活着并不是为了吃"这个口号更加理智，但很难蛊惑人。饥饿和吃东西的冲动是我们最强大的生物本能之一。然而，与性冲动一样，现在支配我们饮食行为的是由仪式、习俗、商业化和道德规范构成的庞大文化网络，而不是简单的进化规则。

　　圣诞火鸡大餐琳琅满目。在时髦的现代美食神庙里，长方形的石板上供应着泡沫、食用花卉和黏糊糊的杂碎。生鱼片雕琢得像珠宝一样精美。凝乳变成了花样繁多的奶酪。亚洲小馆的街头小吃分外红火。还有转基因豆腐。在一个有点年头的海滨小镇上，昨天的新闻里有油炸鳕鱼和薯条。数不清的汉堡一模一样。星期五晚上的外卖总是咖喱。死刑犯吃完了最后一顿饭。肉和血，斋戒和饕餮大餐，还有疗效神奇的鸡汤。

　　食欲的控制是通过一个复杂而完美平衡的神经－激素

系统来实现的。这是生理学家所说的体内稳态的一部分，也是人类控制自身内部环境的能力所在，这样我们的身体才能始终拥有充足的能量。缺乏食物会促使身体释放激素（旧时人们认为它是体液），比如可以增强食欲的胆囊收缩素和食欲刺激素，[1]它们让我们在觉得饥饿的时候去寻找食物。食物进到胃里，导致身体释放胰岛素和瘦蛋白等激素，这些化学信号告诉下丘脑停止进食（减退食欲），于是我们感到自己吃饱了。下丘脑位于脑干的顶部，在大脑的感觉传导中继站——丘脑的下方。

我们体内不仅有许多激素在血液中流动，还有电信号在神经系统中传递。连接肠道和大脑的主要线路是迷走神经。胃发出电信号，向上传递给大脑，进而让我们感到饥饿或饱腹。同时，各种反射行为随之被触发，从最基本的反射（如分泌唾液）到高度复杂的反射（如在埃斯科菲耶餐厅预订餐位）不一而足。在这一过程中，下丘脑内一组被称为"豚鼠相关肽表达神经元"的细胞似乎是关键。20世纪50年代，用大鼠做的相关实验表明，下丘脑外侧受伤的话它们会停止进食行为，而电刺激可以让它们无休止地进食。称其为"开关"可能过于简单，但是下丘脑的作用是毋庸置疑的。[2]

大脑活动从下丘脑呈扇形向上延伸到中脑，抵达负责动机和奖励的区域，进而在我们心中产生喜欢和渴望的感觉。从那里开始，大脑活动会继续延展到大脑皮质中更为高级的执行控制区域，并反复思考这些感觉，例如，计划何时重复活动，或者感到内疚并考虑节食。请注意，当涉及食物的时候，对体内稳态和生理平衡的考量很快就变成了道德平衡的诸多理念。如果把这个过程放到现实世界中，你就会陷入一种僵持的状态：维持体内稳态的饮食需求与享乐主义的饮食需求（为了快乐而吃）之间相互对抗。即使是一些固执的神经科学家也难以忽视这种对抗。[3]

神经性厌食症的字面意思是由神经疾病或精神疾病引起的食欲减退，而不是由癌症或慢性感染等身体原因引起的食欲不振。这个术语是威廉·古尔爵士[4]在1873年新创的；当时深受其扰的"主要是年轻女性"，但古代人也有这种症状。许多患者和临床医生没有意识到食欲减退对神经性厌食症这种机能失调有多么重要，相反，害怕体重增加的强烈恐惧让人们产生了变瘦的愿望。这种情况要么导致限制饮食，要么导致暴饮暴食。有些患者在回顾病情的时候会说他们并没有失去食欲，而是像卡夫卡的短篇小说《饥饿艺术家》中的人物一样，用非凡的决心和杰出的能力来控制这些感觉。但事实远非如此，他们常常忍饥挨饿。另外一些人则发现，过了一段时间，吃东西的欲望就会减弱，可能是被饥饿带来的隐隐约约的恶心之感掩盖了。这是由于身体分解了自身储存的脂肪，产生了化学副产品酮，酮在血液中循环，抑制食欲，进而使得呼吸带有一种甜腻的、令人作呕的特殊气味。

在古尔那个年代的伦敦，肺结核是一种地方病。如果人们请医生去看一个暴瘦的年轻人，他脑子里冒出来的第一个念头就是肺结核。因此，神经性厌食症在当时并不为人所知，只是肺结核"鉴别诊断"的组成部分。直到20世纪50年代，神经性厌食症才越来越受到关注，而且变得更加普遍。这一次，人们留意到神经性厌食症带有严重的情绪包袱。希尔德·布鲁赫等精神分析学家提出了一些核心的心理要素，比如潜在的体像障碍，或者一个女孩在转变为成年女人的时候可能遇到了一些难题，然后成长为与家庭相分离的有着性意识的独立个体。[5]20世纪70年代，苏茜·奥巴赫等女权主义思想家也提出了各自的观点，开始批判当代生活中的饮食、节食和肥胖问题。[6]

这种神经性厌食症的情况大家非常熟悉。[7]我们都在杂志或电视上看到过关于青春期女孩担心肥胖的令人揪心的报道。我们能猜到它的走向：女孩不吃东西，家人感到非常痛苦，结果可能是女孩早逝。体像通常可以生动地描绘这样的情景：一个纤瘦的妙龄女子对着镜子仔细端详，她明明很苗条，却觉得镜子里的模样依然臃肿。

———— ✿ ————

凯特琳跟这些情况都不一样。当她转到我这边的时候，大家认为她可能属于"非典型性进食障碍"。她40岁出头，觉得自己并不胖。相反，她承认自己太瘦，不过她往往对自己脸色苍白、骨瘦如柴的样子轻描淡写，或许有所低估。她已经好几年没有来月经了。她的问题是她早就没有了食欲。把她转给我的那些医生怀疑她的器官或者大脑出现了问题——可能是导致闭经或月经不调的脑垂体肿瘤，或者是造成食欲下降的下丘脑肿瘤。[8]但是，标准的磁共振成像扫描结果显示，这些可能性都站不住脚。我很好奇，决定进一步了解她的症状，尤其是"食欲不振"。她似乎对谈话不怎么感兴趣。

"人们就是对食物太挑剔。'你想吃什么？''我们出去吃好不好？''太好吃了！''味道很好。'人们老是这个样子。我可不能这么麻烦。"

她常吃的食物有生菜脆饼*和红茶，有时她还会吃一个苹果。她不仅不享受美食，而且觉得自己就不应该享受美食，甚至觉得人们都不应该享受美食。

"吃东西仅仅是一种生物功能而已。人们时常没完没了地唠叨'自己跟食物的复杂关系'，尤其是女人，我真受不了。人怎么可能和甜甜圈有关系呢？生活中还有那么多更重要的事情需要操心。"

---

* 在英国，减肥、节食的人常用脆饼来替代面包。——译者注

凯特琳连珠炮似的说了这么多，随后沉默了很久。她总是显得心事重重，心烦意乱。

"是什么样的事情呢？"我停顿了一下，问道。

"什么？对不起，我开小差了。"

"你刚才说有更重要的事情需要操心。是什么样的事情呢？"

"哦，你知道的……"

经过一番谈话，我对凯特琳有了大概的了解。对她而言，无论是吃进去的还是吐出来的，都没什么大不了。她的哲学观念是食物的存在就是为了让我们活下去。食物为什么必须是令人愉快的呢？她对一切事物都抱有这种态度。

凯特琳在爱尔兰的一个小农场长大。她是四个孩子中最小的一个，也是唯一的女孩。在她十来岁的时候，父亲突发心脏病猝死。妈妈一边打理农场，一边抚养孩子。大哥和二哥经营农场。三哥曾接受过牧师培训，但后来改变主意，当了一名社会工作者。凯特琳成绩优异，走出家门去了一所英国大学学习历史。因为要离开她深爱的妈妈，所以她感到很难过。她的妈妈厨艺精湛，待人热情大度，但是在丧夫之后好像经常会变得木然。她的妈妈开始"黏人"，这让凯特琳感到窒息，她觉得自己必须逃离。农场挣的钱并不多，生活很是艰难。凯特琳很适合做学术，她身上有一种与年龄不相称的认真、节俭和自立。

她只是抑郁吗？不难看出，情绪低落会让所有愉快的感觉黯然失色。这就是为什么抑郁症的核心症状是快感缺失（字面意思是缺乏快乐）。虽然情绪低落导致"安慰性进食"的情况并不常见，但有些人发现，"安慰性进食"的目的可能是追求瞬间的快感，结果通常是更加绝望和更加厌恶自己。

我问了一些与情绪有关的标准问题：

- 她如何看待未来？"不管我怎么想，未来总会发生。"
- 她认为自己的生活有价值吗？"目前来看是的，我还有工作要做。"
- 她对什么事情感到内疚吗？"是的，很多事。"
- 她认为自己是个好人吗？"这要看你说的 '好' 是什么意思了。"
- 她认为自己抑郁了吗？"嗯，不确定，有可能。"

所有的答案都是只言片语。这并不是说她在刻意回避，但我感觉她是一个力图跟人少打交道的人，希望给人留下的印象能少则少。她没有表现出传统意义上的抑郁迹象，我们很难对她进行归类（就像我的大多数患者一样）。

我没有灰心，继续问道："那么，你不会说你很快乐吧？"

"不，我绝对不会。不是因为我很沮丧，甭管是什么。

我不希望自己快乐，不像现在的大多数人。从历史来看，我们没有权利快乐。紧挨着幸福的就是空虚。好好生活，努力做好事，至少不要造成伤害。对我来说这样就够了。"

我提到了药物治疗，提到了抗抑郁药，这并不是因为我确信它们在当时有用，而仅仅是为了找出我们对问题的看法。安定片可以吗？她的回答是"没门"。在沉默了几分钟后，我改变了策略。

"你是如何看待自己，看待自己的身体的呢？"

"你是什么意思？"

"你喜欢自己，喜欢自己的样子吗？"

她若有所思，沉默了很长一段时间，然后答道："我不能肯定它们是一回事儿。"

她说得对，但那是另外一个话题，我们没有时间展开了。

我们需要花点时间才能了解凯特琳。第一次见面持续了大约一个半小时，经过评估后，我建议她一个月后再来。我没有建议她接受每周或每两周固定次数的心理治疗，也没有建议她接受频繁、不限定时间的精神分析（这不在我的能力范围之内）。这里只是一家综合医院的常规门诊，属于英国国家医疗服务体系。然而，我还是觉得必须做点什么。

我建议她在脆饼上放一点奶油干酪。她说，好吧，她可以试试。

何谓体像？西格蒙德·弗洛伊德有一段名言：

自我首先是一个身体的自我，它不仅是一个表面的实体，而且是一种表面的投射。如果我们想为它找一种解剖学上的类比，就可以很容易地把它等同于解剖学家所谓的"大脑皮质上的侏儒"。它在大脑皮质上是倒置的，它脚朝天，脸朝后，左侧是它的语言区。心灵中对身体的内在感觉、想象或者三维模型构建是以有形的身体为基础的，但这一强大的概念本质上不同于有形的身体。[9]

这段话写于20世纪20年代，弗洛伊德借鉴了当时神经学的思想，包括开始占据主导地位的身体图式的概念。身体图式是指身体反映在大脑中的完美图谱。20世纪早期，人们清楚地认识到所谓的完美图谱是一种表现形式而非严格的按比例复制，并且引入体像的概念来加以详细说明。体像是由神经精神病学家保罗·席尔德在1935年提出的，他曾经是弗洛伊德的学生。

神经学家指出，右侧顶叶若有损害，[10]可能会导致一些非常奇怪的症状，影响身体的感觉，尤其是左侧身体。在某些情况下，患者会觉得自己的身体如同被切成了两半，完全感觉不到或者否认自己拥有左侧身体。这种综合征被称为"忽略症"或者"偏侧忽略症"。如今虽然它是一种得到广泛认可的现象，但人们对它的理解仍然很片面。然而，引人注目的是其偏侧化：神经紊乱的体像标志是这些紊乱几乎总是不对称的，通常影响左侧身体。

身体图式还具有不按比例复制的特征。前文提到的"侏儒"一词是由蒙特利尔的神经外科医生维尔德·彭菲尔德推广开来的。在20世纪40年代和50年代，他对大脑的躯体感觉皮质进行了电刺激实验；实验对象是清醒的，在做完电刺激实验之后又接受了癫痫手术。他令人信服地证明了体感是如何映射到大脑里的，以及它对应大脑的哪个部位。身体的右侧映射到大脑的左侧，因比例不同而发生扭曲。例如，如果你是右撇子的话，右手食指指尖的神经末梢会非常多，这些神经末梢需要更多的大脑空间。同样的情况也适用于舌头、嘴唇和外阴，不过它们的表现形式在垂直方向上是可以被一分为二的。相比之下，后背和腿几乎不需要空间。但大脑里仍有一个"运动侏儒"控制着运动，它位于顶叶更朝前之处，即额叶的运动区域。在这里，它的手指显得异常硕大，腿和胳膊则与"侏儒"的名字相称，小的可怜。[11]

因此，身体在大脑中的图式来自现实中的身体，但又与现实中的身体不一样。而且这只是一个开始。从能够直接控制和感知的身体，到更模糊的"感觉到"的身体，再到想象中的身体，我们通过心理从有形的物质世界进入复杂多变的社会世界。当每一份图谱或者每一个图像从躯体感觉皮质传向大脑的颞叶和额叶等区域时，它们会越来越脱离原义。在这些区域中，进出身体的信息不仅被简单地传送，还被操纵和抽象化。

尽管神经紊乱的身体图式往往是偏侧化的和非对称的，但神经精神病学家或精神科医生所关注的紊乱和促使人们去看整容医生的紊乱则恰恰相反。它们有着显著的对称性，集中于身体的中线部位：鼻子、乳房、腹部、阴茎或者整个躯干。

———— ¤ ————

接下来的两次咨询都以类似的方式进行。凯特琳虽然没有乘坐公共交通工具，但还是准时到场，而且穿着同样的衣服。我试图把话题引向她的体重和身体健康。她不知道自己有多重（她从来没有主动称过体重），但据我猜测她的体重应该为39~45千克。她不在乎自己的长相，也尽量少照镜子。她无意中说到，她甚至不到万不得已不会洗澡。但她的体重并没有减轻，至少一眼看不出来。她不来月经；她的体重仍然低于临界水平，而这个临界水平是在进化过程中确定下来的，可以让人安全地繁殖后代，并触发另一个始于下丘脑的体内稳态级联，从而启动卵巢。她的回答是："不管怎么样，我要月经做什么呢？"

她的作息时间很规律，她声称自己一天只吃两顿饭。我实在不明白凯特琳是怎么坚持下来的。我的脑子里满是不请自来的与食物有关的隐喻。我们的谈话平淡无奇。她偶尔会向我抛来一些"残羹剩饭"，但"牛肉"在哪里呢？在上次见面之后，我实实在在而非抽象地经历了一次对培根三明治的渴望，无奈之下只好去了当地一家小饭馆。是谈论食物激起了我的食欲，还是某种无意识的投射？凯特琳似乎对正常的饥饿感免疫，但不知何故把这些感觉转移给了我。我得更好地了解她，这样她就不仅仅是一个原始情感的传递者，而是一个真实、立体的人。我需要充实素材以求得更全面的解释。

在与凯特琳下一次见面之前，我从档案里翻出了一些旧信件和笔记。她在25岁左右的时候接受过一些心理咨询，后来又零零散散地接受了一些更深入的心理治疗。很明显，她身上有值得挖掘的东西。

之后的那次咨询在开始时跟以前差不多，只是她多带了一个塞满论文的书包——那是她的一部分研究内容。她照例穿着单调而难看的衣服，身形依然瘦削。我接着上一次的话题继续探讨她的个人经历。她在大学里埋头苦读，对现代史很感兴趣，尤其是二战史。当时，历史仍然是她感兴趣的领域。她以优异的成绩获得了学位，接着做研究助理，然后开始攻读博士学位。虽然上学花费了她数年光阴，但是她终于拿到了博士学位，成了一名讲师。她正在撰写一本书，书的主题是欧洲的教会和红十字会等机构如何应对法西斯主义的崛起。

我坦言对此一无所知，要她多讲一些。她闻言精神一振。显然，讨论擅长的话题让她感觉更加自在，她用不着关注自己的内心感受。她解释道，她所在领域的学者往往对历史和地理的冷门知识，以及能够以小见大的事件很感兴趣。她早就开始研究巴尔干地区，而且为了拿博士学位去过那里的很多地方。

她解释了克罗地亚的各个团体是如何站在纳粹一边的，还谈到了塞尔维亚人和罗姆人（又名吉卜赛人）遭受的暴行。她问我是否听说过乌斯塔沙，当听到我回答"没有"时，她失望地摇摇头。这是一场暴力的民族主义运动，形成于两次世界大战之间，最终在纳粹德国的支持下掌权。但事实证明，即使在纳粹眼里，这场运动也过于嗜血和狂热。他们的民兵以残忍地折磨和肢解受害者而臭名昭著。她描述了他们是如何因其反对东正教的立场而获得罗马天主教会支持的。时至今日，人们并未完全承认这一点——她个人深以为耻，因为她从小就是天主教徒。

这是一堂引人入胜又令人不安的历史课。她想通过这些描述象征性地向我传达某种东西吗？有可能。我从中得到的印象是凯特琳十分睿智，而且对不公和伪善颇为敏感。她不可小瞧。时间过得非常快，一个半小时的咨询临近尾声。我又记起了此次咨询的正题。她的饮食怎么样？体重增加了吗？她表示自己不确定奶油干酪是什么质地——她已经开始吃素了——但她会坚持吃奶油干酪。她胖了好几斤。关系不大。我说她做得很好，并建议她在一日两餐的基础上再多吃一点儿，比如，在两餐之间吃一些坚果，坚果很健康，同样是素食！她说她会试试看，然后收拾好自己的东西就走了。

再次见面是一个月之后，我留出了一个小时。我不确定这是不是我的想象，但是她看起来略有好转。虽然体型还是很瘦，但是双颊红润了一些。她说她很累，但工作进展顺利。她对红十字会有了更多新发现。我哪里知道纳粹在战争之前接管了德国红十字会，并把它变成了他们机器的又一个部分。与此同时，国际红十字会不得不设法绕过他们，用著名的"食品包"为战俘和集中营里的被监禁者提供支持。我对她说，尽管我对她的工作着实感兴趣，而且让她给我讲解她的研究可以把这次咨询轻易打发掉，但是这样做离题太远。她关上了话匣子，看上去有些沮丧。随后她坐直身子，抱着肩膀，对我说话，仿佛我是她的一个差生。

"那么，你觉得我们该谈些什么呢？"

"好吧，我是想问你……你的记录里提到你接受过心理咨询。"

"哦，那个啊。有一段时间我经常去看一个人。她是一名心理医生，真的对我很有帮助。这好像是很久以前的事了。我们还得再来研究一下吗？"

"不，没有必要，可我想知道究竟是什么原因让你去看心理医生。"

"哦，你知道的……我不喜欢自己，也不喜欢这个世界，"她停顿了很长时间，继续说道，"那是我周游南斯拉夫的时候。我碰见了一个英国人。他从大学退学，正在漫游欧洲。我喜欢他。我以为我们是朋友。一天晚上，他喝醉了，强迫了我……他对我实施了性侵犯。他们告诉我，这严格来说算不上强奸。不过还是……让人恶心。对信任的背叛……让我对性失去了兴趣……对男人没了兴趣……甚至对人类也是如此，如果实话实说的话。"

凯特琳十分平静，几乎面不改色。

"这听起来太糟糕了。你当时有没有报警或寻求帮助吗？"

"没有，没有意义。不管怎样，我已经看开了。"

这种出人意料的情况总是令人一时难以接受。尽管她试图淡化这件事，但不言而喻，它很重要，与她脱不了干系。然而，我觉得我必须抵制这一诱惑，相信它以某种方式已经解决了一切问题，相信它是唯一的答案和隐藏的秘密，相信它不需要进一步解释。但实际情况必定要复杂得多。我犹豫再三，重新拾起这个话题。

"你真的看开了吗？"

"是的，"她指了指胸口，断然地说，"有一段时间，我在自残；我自己割自己。那时候真的很糟糕。但现在我意识到这不是我的错。我用不着感到负罪。我对男人还没有完全失去信心；嗯，不完全是……但这件事确实让我客观地看待自己的生活。跟其他人相比，尤其是跟女性在战争中的遭遇相比，我这根本不算什么。人们习以为常的东西……食物、住所、爱情……好吧，你不能，也不应该认为它们是理所当然的。"

我斟酌着，构思了一个回答："所以，如果你自己放弃了那些东西，那么没有人能让你拒绝放弃它们。"

"不，你不会懂的。我和其他人不一样。我真的不需要它们。"

这是真的吗？撇开其他的不说，凯特琳至少还是言行一致的。她不享受美食，也不渴求幸福，这给了她一种与众不同的感觉，甚至可能是相较于其他人的优越感。

我们又没时间了。在咨询结束之前，我询问了她的饮食情况。她说，坚果还可以。

"那给苹果蘸点蜂蜜怎么样？"

"啊!"她扮了个鬼脸，"我回去试试。"

———————— ✡ ————————

厌恶这种情感是建立在避免污染的基础之上的。[12]
它的术语"disgust"与法语中的"dégoût"和拉丁语中的
"gustare"有关，后两个词都用来表示口味。此外，其含义
与英语中的"distaste"相似。最典型的厌恶体验就是吃人或
动物的排泄物。只要一提起来，人们就会产生一种"恶心"
的反应，典型的面部动作就是伸出舌头和下唇，吐出口中物，
然后紧闭嘴巴，并且捏住鼻孔免得闻到恶臭，或者再极端一
点就是作呕。看到这种表达厌恶的面部动作会激活大脑中负
责味觉的区域。但令人感兴趣的在于厌恶是如何累积其他更
广泛的诱因的。最简单的说法是，任何体液或物质都能引起
厌恶的反应，用不着非得吃进嘴里；任何方式的接触都可以
令人产生厌恶。此外，包括性行为在内的进入身体的行为也
能引起强烈的反应，这种反应要么是积极的、色情的，要么
是消极的、排斥的。厌恶产生了充斥在各种文化之中的五花
八门的禁忌和仪式（如宗教中的饮食规定、清洁仪式、与性
和月经相关的条文等），事实上，厌恶在这方面可能是独一
无二的。这套机制一开始被用来限制接触传染，慢慢演变成
了定义人与人之间界限的方式——我们更能容忍亲朋好友和

爱人的排泄物和分泌物，甚至会乐于分享来自更广泛的社会群体的思想和价值观（如果不是体液的话）。我们通常用自己感到厌恶的说法来表达道德上的愤慨。心理学实验已经表明，如果用崭新的、从未用过的便盆盛着果汁请人品尝，那么大家肯定会退避三舍；如果看到纳粹军装这样的物品，那么大家会不约而同地自动产生厌恶的生理反应。[13]

一些精神病综合征可以被视为以厌恶为基础的症状，如对污染怀有恐惧是强迫症的本质，患者会强迫自己清洗以避免"污垢"。进食障碍也有这种特征。[14]尽管许多人不吃牛排的主要动机是避免摄入热量，但是他们一想到滴着血和肥油的三分熟牛排就会感到恶心。实际上，无论是出于减肥的需要，还是出于环保的顾虑，很多人都受到越来越多的饮食困扰。我们对吃进口里的东西疑虑重重：它产自何方，是否有机，在促进健康方面有什么品质，有没有潜在的过敏原。就这样，对健康的关心变成了不健康的执念，人们越来越不清楚这种变化是在哪个环节出现的。为了描述这种全新的现象，权威学者创造了"健康食品强迫症"（正确饮食）这一术语。[15]

———— ✿ ————

后面的几次咨询一如既往。在咨询过程中，凯特琳会告诉我她的研究和专著有哪些新进展；在咨询快要结束的时候，我们一般要回顾她的日常饮食。当时她的体重肯定增加了，而且她注意到了一种自相矛盾的现象，即她的体重增加得越来越多，她对吃的东西是否合适反而越来越不关心。她开始穿黑色和卡其色以外的其他颜色的衣服，而且开始乘坐公交车，不再像以前那样步行近5公里来到诊所。她的态度依然超然，而且在感情上与人保持着距离。别把一切都归结为非典型性进食障碍，这样会不会更好呢？很明显，当我初次见到她的时候，她是极其挑食的，这在生理方面给她带来了不良影响。她的衣着和举止暗示了体像方面的一些问题，因为她打心底里认为自己很丑陋，对自己的样子感到很不舒服。现在她对自己的身体似乎感到更自在了。至于抑郁症，她确实有快感缺失的症状，但事实远不止如此。她找不到从食物中获得乐趣的理由，因为她的终极目标不是追求幸福。她在研究战时欧洲的过程中发现了很多可怕的事情，这成了她的负累，她还认为自己必须以某种方式来纪念受害者。我开始不再把她看作进食障碍者，而是看作真正的苦行者——她背负着人类的罪孽，竭力过一种美好而简单的生活，不求任何回报。基于此，我对她的敬意油然而生。

一些学者提出，神经性厌食症最早可清楚地见于中世纪的圣徒和妇女身上。这些妇女极度克己和自律，她们的做法被称作"神圣的厌食症"。[16]不过，凯特琳的克己一点也不做作。那是她的道德抉择，源于她对近代史和当代生活的分析：现在是不道德的，过去也是不道德的。

精神病学家必须防止进行道德评判，但这是一项几乎不可能完成的任务。超重和肥胖的人是地球上总受诟病的群体之一，即便他们很快就成了社会主体。如果一些患有神经性厌食症的人不加掩饰的话，他们就会承认对肥胖者非常鄙夷，认为肥胖者都具有无比恶劣的特征，如懒惰、臭气熏天、无能、邋遢和贪婪。无论这些话多么恶毒，都是肥胖者自讨其辱，是可忍孰不可忍。时尚模特无一例外都瘦骨嶙峋的现实扭曲了年轻人对自己应该是什么样子的判断，招致了许多人的抨击；在饮食方面，一场在享乐主义与体内稳态之间展开的战争正神不知鬼不觉地进行着，食品广告如火如荼，其语言充满诱惑，标题却"淘气可爱"。[17]

我依然在寻找更深层次的原因。凯特琳的进食障碍真的是一种生活方式的选择吗？她是不是出于对乌斯塔沙手下的女性受害者的同情而这么做呢？她遭受的性侵是怎么回事呢？尽管"这严格来说算不上强奸"，但是她被迫遭受的侵犯又是什么样的呢？别忘了她的家庭情况：她在关键时刻失去了父亲，母亲也深受刺激。她可能觉得自己抛弃了母亲。另外，她的研究包含一些一以贯之的主题，跟教堂庇护所和红十字会等保护机构有关。它们在可怖的战乱中本应是善行的宝贵源头——精神分析学家可能会称其为最终的"善心"——结果却成了邪恶势力的帮凶，染上了污点。我们有可能把这一切连缀起来吗？

尽管我期待着同她面谈，向她学习历史知识，但我还是认为是时候让她结束诊治了。她答应了。（她自己一直在考虑这一点。）

"那么我们有何结论？"她以讲师的口吻问道。

我的答复是这样开头的："我认为，由于你的成长过程和一些艰难的经历，你认为自己不配以其他人觉得再自然不过的方式来体验快乐，比如享受美食，因为你觉得这些快乐始终不是正道。"接着，我从精神动力的角度对她的论文和历史研究进行了一番阐释。我最后说到，她要么继续困在历史里成为囚徒，要么走出来找回自我书写的正常人生，这取决于她自己。

在停顿了片刻之后，她说她觉得这很"有趣"，认为我可能有点道理。事实上，她有一些消息要告诉我，即她正处于第一次"正常"的浪漫关系的早期阶段。他比她大了很多，离过婚，还是她的系主任。这可能会引起学校的不满。

"又一个好东西染上污点的例子，你肯定会这么说。无论如何，我都要感谢你的帮助。"

说完这些，她就告辞了。

我莫名地有些怅然若失。说实话，无论这一通解释是多么切中肯綮，你都别指望会迎来豁然开朗的回应："是呀，当然是！这下全明白了！为什么我以前就不明白呢？"相反，我认为最好的解释是打乱思路。这种打乱思路跟证明某事是正确的没有关系，相反，它带来了看待问题的新方式，因为它几乎总是正确的。可是我迎来的却是不冷不热的呼应……

患者好转当然是好事，但是我的所作所为已经冒险超出了自己的本分。我不应该假装自己是心理分析师，我只是一名神经精神科医生。或者我会在万不得已时客串一把营养师。

———— ✿ ————

大约在一年之后，凯特琳的电话突然打了过来，问我能不能见她一面。我当然同意了，因为我担心是不是出现了最坏的情况。她蹦蹦跳跳地走了进来，看起来不修边幅，但容光焕发。她说："我想让你见见弗朗西斯，他是我的另一半。"弗朗西斯腼腆地走上前来。他秃顶，有点胖，穿着皱巴巴的西装，不过气度倒是沉稳豁达。他握着我的手说："我早就听闻你的大名。"我感到一丝尴尬。

"哦，还有，"凯特琳一边推着婴儿车，一边继续说，"这是马修，我们的小宝贝。"

—— VI ——

无声的音乐

　　这个地方有些瘆人。这是一间设施完备的小型病区，共有六张病床，整个屋子在人造光的照射下看起来一片惨白。绿色的 LED 屏幕上显示着波浪线，机器有节奏地发出哔哔声。工作人员穿着硬挺的制服，拿着带夹子的写字板，一边做记录，一边轻声细语地说着什么。屋里有惹人怜爱的玩具，墙上贴着放大后的彩色照片：年轻人笑盈盈的自拍照、蹦极照片，以及插着21支蜡烛的生日蛋糕的照片。

　　这个病区全是持续性植物状态（PVS）或者最低意识状态（MCS）的患者。这些人都遭受了"灾难性的脑损伤"。这不是委婉的说法，而是实话实说。对年轻人来说，灾难大多是创伤性的事故，如一场道路交通事故，有时医疗记录的速记法会将其描述为"卡车对人"或者"汽车对自行车"。在少数情况下，灾难可能是脑炎，即一种脑部病毒感染。对各个年龄段的人群来说，脑出血、脑肿瘤和受到过度追捧的神经外科手术都会造成灾难性后果。另一个主要原因是由心搏骤停、窒息（可能是由自缢造成的）、溺水或长期低血糖（如糖尿病患者胰岛素摄入过多）等严重的代谢紊乱引起的缺氧症（大脑缺氧）。还有许多罕见的个别原因，如影响基本生化过程的遗传疾病和逐渐积累导致脑组织退化的疾病。

———— ¤ ————

我当时在给一名42岁的精神分裂症患者马利克提供医疗建议。不久前，他从一幢三层楼高的建筑物上坠落或者跳了下来，头部严重受伤。他慢慢地从昏迷中苏醒过来，时不时地大喊大叫，撕扯进食管，看上去非常痛苦。为了维持精神状态的稳定，他一直在服用抗精神病药，但照料他的团队不确定他是否应该停药。神经精神科医生经常被问及这个问题，但从临床试验里几乎得不到什么能解决这个问题的值得信赖的信息。他是真的"痛苦"，还是仅仅以一种反射的方式对侵入性的生命支持医疗器械做出身体反应？他的精神分裂症或者他的自杀冲动（如果他有的话）在他恢复意识的时候又卷土重来了吗？我们不可能分辨清楚。患者年迈的母亲在门口徘徊，引起了我的注意。

"他没事吧，大夫？"

她谈吐文雅，略带一点南亚口音。她给人的印象是她受过良好的教育，彬彬有礼但直截了当。我解释说，因为我不在他的临床团队之列，所以最好不要问我。说完我就意识到这听起来有些闪烁其词。

"你是神经精神科医生，不是吗？"

"我是，但是——"

"你知道，马利克精神不正常已经有很多年了，从他年轻的时候开始……好多年了，他一直在吃药打针。"

"是的，是的，我认为他也许应该接着吃药打针……不过，吃药打针是不是有帮助，甚至是不是会妨碍他的苏醒，都不好说。您看，我们确实不知道对于您孩子这种情况最好的办法是什么——"

"我理解这一点，只是在想有没有可能……你可能会说我傻，但他有没有可能，你知道……现在变得更好了呢？过去人们经常给患有精神分裂症的人做脑部手术，也就是脑叶切除术，所以马利克从楼上掉下来有可能把坏的、疯狂的部分破坏掉了，现在他的情况没准会好转。这就像他们叫你把电脑关掉再打开一样。有时候，这可以解决问题！"

我没想到会是这样。可怜天下父母心，这位母亲是如此绝望，也许她只能让自己相信，一次灾难性的脑损伤也有因祸得福的一面。

我继续朝出口走，然后又分心了。在最后一张病床上，有一名十八九岁或者二十岁出头的年轻女子平躺着，她双臂伸开搭在被子上，眼睛不停地眨动。一袋白色液体挂在支架上，通过一根细管连接到她的腹部。一名实习医生站在她身边，俯下身来。

"埃玛，埃玛，你没事吧？"

她没有回应。眼睛有几秒钟不再眨动，接着又眨动起来。

"埃玛……给点反应呀？"

然后，实习医生用食指和拇指轻轻地揪着患者的眼睑向上拉，强制她睁开眼睛。随后她的眼球向上滚动，露出白色的巩膜。这被称为"贝尔现象"，是指一个人在闭上眼睛的时候发生的正常反射反应。如果一个人在被其他人强行扒开眼睑时出现了这种现象，那就表明他在积极抵制，而且强烈暗示着不管表面上看起来怎样，他都是清醒和警觉的。实习医生耸耸肩，把埃玛的眼睛合上，转身走开了。我示意他过来。

"她怎么了？"我小声地问他。实习医生摇了摇头，回答道："没人知道。"

后来我打电话给会诊医生。我们讨论了马利克的情况以及如何给他用药，并制订了一个方案。可是在放下电话之前，我忍不住问起埃玛的事。这位会诊医生是康复医学方面的专家，但她既不是神经科医生，也不是精神科医生，她承认自己搞不清楚埃玛是什么情况。

"我很想让你或你的同事去看看她，"她说，"但埃玛现在跟一场官司有牵连。她爸爸不想让她再接受任何调查，他认为那些调查会让她的病情恶化，但地方政府不同意，所以这将由法官来决定。"

———————— ✿ ————————

大脑严重受损或者遭到扰乱后，患者即便不会死亡，也可能会陷入昏迷。这被定义为一种无法唤醒的无反应状态。尽管陪护人员付出了巨大的努力，但患者并没有睁开眼睛，也没有表现出"意识到自我或环境的迹象"。[1]从昏迷到完全清醒的过程被分成各个层级，分别对应不同的术语。底层是植物状态，在这种情形中，所谓的植物功能——循环、呼吸、消化——不管怎么样都能照常进行。植物状态的患者确实会睁眼，而且他们有时候看起来好像正处于某种睡眠与觉醒的循环中。然而，有些人可能会质疑他们到底在多大程度上算是活着的。植物状态的患者没有表现出可重复的、有目的的行为。他们对诸如响亮的噪声、闪烁的灯光、劝勉、捏和戳等感官刺激（除了反射性痉挛）没有反应。没有迹象表明他们能理解语言或者进行表达，一切都是那种让人联想到死亡的说法：没有意识到自我或环境的迹象。在英国，如果这种状态延续一个月以上，人们就将其称作持续性植物状态；如果这种状态延续六个月以上（或脑外伤后一年），人们就将其称作永久性植物状态。有些人会从植物状态中恢复到上一层级，即最低意识状态。按照定义，他们会有一些目的性行为，不过这种情况很罕见，并且时好时坏。这可能意味着患者能对感官刺激做出反应，有一定的意识，或者能进行一些基本的双向交流。在最低意识状态之上的一个层级中，目的性行为会更加协调，但仍然严重受限，如患者能抓住递过来的物体，能执行简单的指令，能认出熟悉的面孔、声音并表现出愉悦或者痛苦，或者能说出几个单词或短语。这一层级属于重度残疾。只有在经过数天到数周的全面、反复的评估后，医生才能做出诊断，判断是什么原因最先导致了这种情况。

因为持续性植物状态和最低意识状态的检测涉及所有感觉模式，并且需要重复进行，所以医生无法通过简单的测试来确定。尽管如此，医生仍然要对处于持续性植物状态和最低意识状态的个体加强分析，借助 X 射线透视和扫描，大胆尝试让他们复苏的办法。[2]

这样的扫描和调查表明大脑大面积受损。有时候是在尸检的同时进行详细检查，有时候是在事故发生几年之后才做核验，结果都会发现大脑受到了很严重的破坏。大脑会遭受各种各样的打击、出血和阻塞，除此之外，大脑受创的另一个常见特征是"弥漫性轴索损伤"，即遍布于白质中的神经纤维被大面积地切断了。丘脑必定受损，因为它是大脑深处的关键中继站。缺乏意识或者近乎缺乏意识可以归因于此。

再往下就是脑干，这个部位关系到基本的"机械性"植物功能，而此处的受损迹象一般较少（否则的话，这个人就无法存活）。[3]

　　跟持续性植物状态和最低意识状态类似的是闭锁综合征。如果一个人不幸得了闭锁综合征，就会变得不能说话，也不能动弹，只能眨眼、睁眼以及上下移动眼球。在这种身陷囹圄般的状态下，患者是完全清醒且有意识的，可以通过眼球的运动与外界沟通，不过这种交流方式非常吃力。通过这种交流方式，一些患者竟然不可思议地完成了自传，其中最著名的莫过于法国记者让－多米尼克·博比完成的《潜水钟与蝴蝶》。[4]腹侧脑桥位于脑干上部正面，若有损伤就会导致闭锁综合征。在通常情况下，血凝块或者体内出血会非常精准地切断腹侧脑桥的神经纤维，因此这些神经纤维便不能把大脑中位置更高的部分发出的指令向下输送至身体的其余部分。与让眼球上下移动的肌肉相衔接的神经纤维也属于腹侧脑桥，不过恰好位于那个断点之上，因而得以幸免，但是断点之下的部分就断开了。身体的其余部分和具体的感觉（视觉、听觉、嗅觉和味觉）可以循着另外的路径向大脑发送信息，因而也不受影响。

　　将闭锁综合征误诊为持续性植物状态是可怕的，将最低意识状态误诊为持续性植物状态也是如此。然而，据估计，将闭锁综合征误诊为持续性植物状态的比率高达40%。[5]其原因通常在于失明等主要感官缺陷使评估变得复杂了，或者意识的表现稍纵即逝，几乎察觉不到。令人遗憾的是，相反的情况也会发生。患者的呻吟和面部扭曲有时候是随意的，而人们却以为患者有意识。尽管假象不可信，但亲人、护理人员和受过高度训练的工作人员有时候也会根据假象推断患者是否清醒。不过，谁又能责怪他们呢？在加拿大工作的神经心理学家阿德里安·欧文及其同事利用功能性磁共振成像扫描进行了一项不寻常的研究。结果表明，大脑的一些部位会参与某项特殊任务，血液在向着这些部位流动的时候会发生微妙的变化。磁共振成像扫描可以捕捉到这些变化，进而显示出大脑的活动情况。欧文及其同事针对一名遭遇车祸后变成植物人的23岁女子展开了研究。

在她进入植物状态满五个月的时候，如果要她想象打网球的情形，研究人员便能够在辅助运动区域（形成运动计划的额叶大脑区域）检测到大脑活动；如果要她想象自己在家附近行走的情形，研究人员便能够在另一个区域海马旁回（该区域被认为是创建和储存熟悉的环境地图的地方）检测到大脑活动。[6]这足以解释她为什么能够对一系列问题回答"是"或者"不是"，证明她具有足够清醒的意识，可以进行有意义的交流。我们会下意识地利用对话和一连串的问答来推断一个人的想法和观念，不过，这需要以意识清醒为前提条件。尽管我们对此不以为然，但是哲学家和专注于人工智能的计算机科学家早就展开了激烈辩论，著名的图灵测试就是一个很好的例子。[7]运用磁共振成像扫描仪可以得到大脑运转时的图像，但是过程非常烦琐，并且需要高度复杂的硬件和软件支持。现在，人们正着手把这些研究成果转化为简单的临床测试。

———————— ¤ ————————

当然，埃玛并不是一下子就变成这个样子的。其中有一段很长的下坡路。她是独生女；她妈妈名叫米兰达，在多次流产后才有了她，因此对她格外宠爱。她是一个虚弱的早产婴儿，最初几周是在特殊护理的婴儿房度过的。这种情况可能再次影响了她跟父母的关系，让他们更加确信她很脆弱，需要额外的保护。尽管如此，她还是正常发育，上了正规学校。总的来说，她的学习成绩略高于平均水平。她的朋友圈比较小，她有些笨手笨脚，玩游戏也很不在行。在她上学期间，她的父母却老是跟校领导较劲。第一次较劲就是想要把她的情况评估成"失用症"，他们坚持说她不是笨手笨脚，而是患有"失用症"，这样她就有资格受到特殊照顾，而且可以因写字不利落而延长考试时间。

对埃玛来说，从初中升入高中尤其艰难。"大学校"在她眼里是个令人生畏的环境，她经常还没上完一天的课，就因为头痛、恶心、疲劳而进了学校医务室，由护士照料。回到家后，她的情况也好不到哪里去。她妈妈是一名艺术家，决定离家修行。父母双方都认为彼此不般配。埃玛的父亲查尔斯是一名在政府工作的高级公务员，原本希望妻子扮演一个更传统的家庭主妇的角色，可是后来发现接送孩子、参加家长会、辅导家庭作业的任务全归自己。米兰达发现查尔斯变得越来越刻板，她认为孩子在学校受到的压力太大，这样会抑制孩子的创造力。除此之外，查尔斯还患上了重病，被诊断出得了一种恶性淋巴瘤。他接受了手术和化疗，但被告知预后不良，因为癌细胞已经扩散到了骨髓，还可能扩散到肺部。他深入了解了各种方案，发现在他这个阶段进一步化疗的成功概率很低，因此拒绝接受治疗，这让肿瘤科医生感到非常恼火和沮丧。差不多十年过去了，他依然活得很好。他改变了自己的饮食习惯；他一向是极其理性的，后来却对草药疗法产生了兴趣。他不想宣称这样的做法疗效神奇，但是他对医学权威和正统疗法的信任确实削弱了。在他看来，医生毕竟不是什么都懂。

　　埃玛的健康状况一直在恶化。有时候她干脆拒不上学，说她觉得自己快要晕倒了，筋疲力尽。学校早就同意她不用上体育课，但查尔斯怀疑她在学校遇到了更大的问题，可能遭到了霸凌，不过他找不到证据。情况更糟糕了。他带她去看了几次全科医师，但都没有发现什么问题。自从埃玛出生后，查尔斯一家就结识了这位全科医师。她很敬业，他们对她也很信赖。她甚至跟埃玛一对一地谈过几次，确信她在家里没发生什么意外。她说埃玛正在长身体，没有异常。她给埃玛验过几次血，筛查了包括腺热在内的多种疾病。腺热的检测结果呈阳性，但这只不过意味着她在某种程度上感染了病毒（90%的同龄人都是这样）。全科医师认为埃玛在长大后就会好起来，并对她的情况深表同情。一名豆蔻少女在没有母亲陪伴的情况下度过青春期并不是一件容易的事，而且她还要担心父亲能否一直陪伴在身边。

查尔斯对这般解释并不认可，坚信埃玛病成这样子明明就是身体方面的问题，然后又忍不住觉得一切都是自己的错。为了埃玛的病情，他去找了学校的护士商量，又花了一样多的时间找埃玛的老师讨论。护士说埃玛的状况基本上是这样的：当埃玛被送到学校后，刚开始没什么异常，可是到了下午早些时候，她就觉得很累，不得不经常让人把她送回家。护士怀疑埃玛是不是得了慢性疲劳综合征（CFS）或者肌痛性脑脊髓炎（ME）。随后，查尔斯到网上查找资料。他发现网上竟然有那么多内容，感到非常震惊。尽管其中一些内容相当古怪——时髦的饮食，过敏，美国"专家"提供的根治疗法——但大部分听上去都像是真的。自助小组给患者的建议很明确：不要太勉强自己，这样只会让情况变得更糟；你需要自我调整；对于这种情况的孩子而言，如果他们可以选择在家上学，那就这么做；大多数医生并不"了解情况"；他们往往是无知的，认为这只是心理上的问题，而不是真正的疾病；他们觉得这只是"精神病"。令人忧心的是，许多博客都是由严重残疾、卧床不起和接受管饲的人发布的。

查尔斯决定做点什么。他的人脉很广：他认识一些国会议员，知道政府机构是如何运作的。他开始四处奔走，争取让学校提供更好的支持和更大的灵活性，争取让英国国家医疗服务体系提供更全面的治疗，争取获得更人性化的福利。他能看出埃玛的病情正在恶化，而且学校越是坚持让她跟其他健康的孩子一起上课，她的情况就越发糟糕。她开始避不见人，更长时间地窝在卧室里，拉上遮光窗帘，戴着隔离噪声的耳机，只有在上厕所的时候才会下床。稍微一动弹，她就觉得头晕，浑身有气无力。他试着和她说话。她看上去并不抑郁；她想做一个"正常人"，可是她似乎得了肌痛性脑脊髓炎。全科医师建议埃玛去看精神科，但她不同意；相反，查尔斯把她送进了一家专门治疗慢性疲劳综合征的私立医院。他认为，这样做虽然会花掉家里的积蓄，但肯定是值得的。那家医院对她很上心，又让她验了好几次血，结果表明她有免疫问题，但是并不确定，也没有什么针对性的治疗方法。他们让埃玛自己选择：如果她愿意按疗程治疗，他们可以让她坐轮椅；如果她觉得不合适，他们也不会强迫她这样做。

一年过去了，埃玛不得不放弃大学入学考试。她勉强可以下床，但说不了几个字就觉得疲惫不堪，只想睡觉。查尔斯花光了所有积蓄。医院给出的结论令他五味杂陈。埃玛要么是无法好转的25%中的一员，要么就是自己不想好起来。这到底是不是精神病呢？查尔斯很愤怒，却还是忍住了。他决定带她回家。他会拼尽全力争取得到他们所需要的优待：日常护理人员和居家护士，一张特制的床和一些吊具。若有必要，他可以一边做兼职，一边照顾埃玛。那个时候，他已经做好长期战斗的准备。全科医师不同意这种做法，并提出头晕是她这么长时间卧床不起的后果，而非原因。医生指出埃玛没有肌肉，所以会感到虚弱。她需要逐渐增强体质，而且长远来看她会恢复过来，即便活动身体在短期内会让她感到更累。医生拒绝批准居家护理，想让埃玛试着吃抗抑郁药。学校担心她上不了学。当地政府接到了报警。有人暗地里起了疑心，要求政府干预，提供"保护措施"。毕竟，一对父女如此亲密是不是有点奇怪？

查尔斯把楼下客厅改成了埃玛的卧室，为她的残疾做了一切必要的调整。他花钱请了私人护工。埃玛的朋友有时会来看望她，每当说起晚上出去玩，说起各自的男朋友，说起上大学的计划时，她们就觉得很尴尬，很快便不再来了。埃玛常常整个晚上都趴在枕头上啜泣。当地的互助小组是查尔斯唯一可以依靠的外人。他们总是对他有求必应。

几个星期后的一天半夜，查尔斯醒来发现埃玛不知怎么从床上摔了下来，倒在地板上。她好像突然发病了。他叫了救护车，大家把她送到了急诊室。

急诊室里一夜不得安宁，他们的诊断是"假性癫痫发作"。她入院后接受了全面体检，结果显示脉搏、血压、胸部、心脏和腹部都一切正常。医生还像检查不好配合的患者那样检查了她的神经系统，结果显示正常。反射也正常。第二天，医生对她的大脑进行了脑电图（EEG）和计算机体层成像（CT）检查，结果均为正常。心电图也没问题。多次验血均无异常，只是有脱水迹象。然而，埃玛看起来很反常。她仍然没有反应，大小便失禁。她现在平躺在床上，像布娃娃一样软。她双目紧闭，眼睛时不时地眨动；她不说话，跟她爸爸也不开口。一根管子从鼻子插进胃里，她就这样获取液体和营养。护理人员变着法子鼓励她坐起来开口说话，但是所有努力都徒劳无功。

又半个月过去了，精神科团队被请了过来。他们提出，考虑到埃玛的既往病史再加上病情恶化的情况，她应该去住精神科病房。查尔斯对这个治疗方向不太满意。他更希望医疗团队承认埃玛患有慢性疲劳综合征，承认她需要时间来恢复。

然而几天后，儿童和青少年精神科医生还是来了。他单独跟查尔斯和埃玛了解了情况，又跟全科医师和护理人员谈了话。他建议对罕见的代谢异常和毒素进行专门的测试（测试结果均为正常）。他在病历中写到，他以前从未见过这样的病例，但这让他想起了普遍性拒绝综合征（PRS）。[8]

英国儿童精神病学家布莱恩·拉斯克早在1991年就描述过该综合征。[9]这种病一开始跟埃玛的情况类似，后来会发展到蓄意拒绝移动和谈话的地步，不过患有该病的孩子可能会选择与某些人交谈，通常是在家人或护理人员看不见的时候。这样的孩子不按时吃饭，有时也不上厕所。与埃玛的情况不同，他们的拒绝更为主动，他们偶尔还会生气，甚至会变得咄咄逼人。如果有人靠近，他们就会转过身去，在床上打滚，或者蜷缩成一团。如果试图把他们拉起来或者扳过来，他们会朝相反的方向挣脱或者哀号。这种综合征对女孩的影响比男孩大。据描述，这样的孩子大多来自中产家庭，具有责任心，甚至有些完美主义，并且在感情上会"依恋"父母或者其中一方。精神压力或者身体疾病可能会引发普遍性拒绝综合征。患者通常需要住院治疗，尤其是在体重降低的时候，同时孩子和父母之间也需要制造一些距离。治疗需要循序渐进，医护人员通过鼓励来弄明白孩子的恐惧和担忧，帮助他们身体康复，最终使治疗获得显著的疗效。不过，这一过程需要几个月的时间。人们对普遍性拒绝综合征莫衷一是，因为它是一种独特的综合征，既没有严重抑郁、社交焦虑、神经性厌食或者精神错乱的表现，也没有对身体虐待或性虐待这样的社会情况做出可以理解的反应。

不幸的是，埃玛当时已经快18岁了，而青少年病区不愿意接收这么大年龄的失学患者。医生建议把她转到精神科的成年人病区接受治疗。查尔斯却不这么想。儿童和青少年精神科医生只得让步，提出普通的急性精神病病房不适合埃玛这种情况的患者。与此同时，那些病房的管理人员坚称埃玛"白占一个床位"。查尔斯心意已决。这次发病给埃玛带来了很大的精神负担，接受的治疗一点儿用都没有，还把她折腾得好苦，而且她的病情明显恶化了。她不能再经受任何检查了。查尔斯再也不会跟精神科医生耗时间了。他要带她回家。

医护人员、精神病治疗团队、安保团队、社会工作者和法律顾问纷纷迅速地行动起来。在这种情况下，埃玛不能插着胃管回家，她离不开精心护理，不能没有治疗计划。事情陷入了僵局。律师们就儿童的权利、她有没有能力做出决定、她的最大利益、父亲的权利、《精神健康法》和《心智能力法》相关规定、她拒绝或接受治疗的权利等问题进行了指导，也展开了辩论。经过几个星期的争吵，他们在"重症脑损伤病区"找到了一个床位作为过渡，埃玛可以临时住进去，直到形成一个长期的解决方案。正是在这个节骨眼上我介入了。

———— ¤ ————

几个月后，一名高级法院的法官裁定，埃玛必须在一家神经医院住上一段时间，接受检查以确定她到底得了什么病，再由医护人员酌定治疗方案。各项检查花了三个星期。医护人员对能想到的每一种体液都进行了检查，包括血液、尿液和脑脊液，以排除代谢异常、感染或免疫紊乱的可能性。肌肉活检结果正常。磁共振成像扫描显示大脑和脊髓正常。

埃玛做了脑电图检查。脑电图可以测量微弱的脑电活动。医生会在患者头皮上接数十根用来检测电压的细金属线，以获得大脑活动的"地图"或"蒙太奇"。脑电图是检测癫痫发作的确切手段，癫痫发作会在脑电图上产生一系列非同步尖波。它在显示有意识状态和无意识状态的特征时也非常有用。静息状态的脑电图在一般人眼里是一大堆难以辨认的不规则曲线，实际上人们可以通过电子手段将这些曲线分解成特定频率的可识别脑电波。α节律的频段为8~13赫兹，出现于意识清醒时。连接在头皮后半部分的金属线对它的检测效果最好，当人们闭眼描记的时候，它最为清晰。θ节律的频段为4~8赫兹，δ节律的最高频率为4赫兹。这些脑电波频率较低，在背景中呈现波浪状，但当意识受损时，它们会变得格外突出。睡眠状态的脑电图有它自己的一套发展阶段和频率，但深度睡眠状态的脑电波属于低频范围，不会出现代表意识清醒的α节律。频率高于α节律的脑电波通常是病理性的，由包括中毒在内的药物作用引发。没有与持续性植物状态或最低意识状态相对应的典型脑电图模式，因为每个个体的大脑受损部位和受损程度都不一样。不过，这两种情况下的脑电图模式往往是高度混乱的。我们知道，正常的 α 节律与昏迷或持续性植物状态互不兼容。[10]医院花了好几天的时间来监测埃玛的脑电图，捕捉到了她的眼球颤动和其他偶尔出现的动作（因为它们很可能属于癫痫发作），还追踪了她的睡眠情况。就像我们对埃玛进行的所有其他测试一样，她的脑电图从头到尾看起来都完全正常，α 节律也很好。根据这些结果，我们发现她的大脑在意识上是清醒的，在器质上是健康的。

我们还有一个秘密测试。脑电图背后的原理也可以用来测量诱发电位或事件相关电位。这些波形是在受到刺激几十毫秒后产生的。刺激可以是一道闪光、一种声调或者任何感官事件；它也可以是更加复杂的刺激，比如一系列属于同一音高、中间偶尔掺杂着其他音高的乐音，关于人物和地点的图片，以及熟悉的或者不熟悉的、书面的或者口头的词句。各种刺激重复数次，以便在背景活动的映衬下使诱发的波形得以平均。受到刺激约150毫秒后出现的波形或电位说明大脑出现了早期的感觉感知，但并不意味着存在任何一种自觉意识；而那些在250毫秒后出现的波形或电位则暗示着一定程度的复杂处理。因此，如果我们先播放一系列音高相同的乐音，再紧接着播放一个音高不同的乐音，那么，在这个跑调的乐音出现约300毫秒后，我们不出意料地会看到一个明显的正波形，[11]这意味着我们打乱了受试者的预期；或者如果我们给受试者朗读一个看似有意义的句子，但这个句子以一个不恰当的词收尾，那么，我们应该在这个词出现约400毫秒或者更久的时间后看到负电位差，这意味着更深刻的或许更"深思熟虑"的处理过程发生了。我们可以说，在某个时间点上，有意识的思维从无意识的神经处理器运作中产生了，而那些后来的反应似乎依赖于自觉意识；不过，这个确切的时间点是找不到的。[12]

我们对埃玛进行了强光测试，一个人即便紧闭双眼也会对这种强光有所反应。这些反应向我们证实，她的大脑至少捕捉到了视觉刺激，而且我们在对她进行听觉测试时也发现了同样的情况。一连串的英语口语单词引起的反应与听觉上类似的生造词引起的反应迥然不同。各路专家像三博士来朝*那样前来看望她，纷纷发表意见。没有一项测试、没有一名专家得出她大脑有伤的结论。这并不是说她可能有某种不明的损伤或疾病，实际上，一切检查都说明她的身体和神经系统非常健康。事实千真万确，这必定是一种精神障碍。虽然把"真实的"医学疾病和"不真实的"精神疾病一分为

---

* 三博士来朝是《新约圣经》的第一卷《马太福音》中记载的一个故事。该故事讲述了在耶稣出生时，三位博士看见伯利恒方向的东方天空上有一颗明亮的星，于是一路跟着它来朝拜耶稣。——译者注

二不太恰当，但人们还是会经常用到这种推理思路。我们还请几位与神经科团队一起工作的精神科医生给出意见。他们在核对了大量的现有记录和陈述后得出结论：埃玛所患的不是一种尚未找出原因的内科疾病，而是一种精神疾病。它可能是普遍性拒绝综合征；可能是一种叫作"抑郁性木僵症"的罕见抑郁症；也可能是紧张症。[13] 鉴于她在过去三个月的高强度护理中没有丝毫反应，唯一可能有效的干预方法就是电休克疗法（ECT）。

———————— ✡ ————————

大多数人对电休克疗法的印象都是从杰克·尼科尔森主演的《飞越疯人院》（1975）和安吉丽娜·朱莉主演的《换子疑云》（2008）等影片中获得的。在前一部影片中，电休克疗法"未经缓和处理"（不使用全身麻醉），看起来十分骇人，但这种做法在20世纪50年代初就被废除了。《换子疑云》由导演克林特·伊斯特伍德根据1928年的一个真实事件改编而成。影片中朱莉饰演的母亲被强制实行了未经缓和处理的电休克疗法，她的儿子遭到绑架，而政府却对这一罪行一味掩盖。然而，电休克疗法直到1938年才真正问世。很明显，电影制片人对电休克疗法格外迷恋。在《电影中的邪恶精神病学家：从卡里加里到汉尼拔》一书中，[14] 莎伦·帕克博士为此提出了一种令人信服的可能解释："所谓的痛击……复杂的机械设备、闪烁的灯光，还有神秘的旋钮……电休克疗法是个大场面，它告诉观众，银幕上有惊心动魄的事情正在发生。"不妨想象一下另一种场面：一名护士用托盘端着几片药和一小杯水送给主人公。二者达到的效果自然大相径庭。

1980年发表于《英国精神病学杂志》上的一项研究发现，在166名接受过电休克治疗的患者中，有82%的人表示，接受电休克治疗跟看牙医一样让人忐忑。[15]然而，专门研究服务用户的学者戴安娜·罗丝于2003年在《英国医学杂志》上刊发了一篇元分析*的论文，[16]分析对象是那些相似的满意度调查，依据是设计、发起满意度调查的人是服务用户（如患者）还是医生。她和同事们发现，如果满意度调查是由服务用户设计、发起的话，那么满意度一般低于50%。这要么是人的态度在这之间的二十多年里发生了变化，要么就是真正起作用的因素在于问问题的人是谁（可能两种原因皆有）。

在所有备受争议的精神病治疗方法中，电休克疗法可能是最有争议也最奇怪的疗法。[17]如前所述，它通常在专门

---

* 元分析是指针对某一具体问题，收集相关研究，整理其研究结果并进行统计合并，以获取定量分析研究结果的方法。——译者注

设计的精神病套房里进行，患者需要全身麻醉并服用肌肉松弛剂。一旦患者被麻醉，精神科医生就会在其太阳穴的两侧或者同一侧放上"贴片"。通电往往持续几秒钟，直到诱发癫痫发作。肌肉收缩被降低到最低程度，但并未彻底消失，因此医生通过眼睑的收缩、下巴的绷紧和明显但不剧烈的四肢颤抖可以观察到癫痫发作后躯体的表现。持续时长为10~40秒，然后症状逐渐消退。一两分钟后，患者便会醒过来，起初可能感到有点晕眩，但只要休息一会儿喝杯水，就可以准备回病房了。如果是看门诊的患者，他甚至可以在他人陪同下回家。出于惯例，电休克治疗通常按照6个疗程开展，每周2~3次，持续2~4周。

由于需要全身麻醉且伴随很多健康风险，电休克疗法饱受争议。基于这些原因，它往往是医生在心理治疗和药物治疗都不见效之后万不得已才会使用的治疗手段。另外，如果脱水或者无休止的自杀冲动已经危及生命，这时候医生就要考虑使用电休克疗法。在对埃玛这样的病例进行诊断的时候，电休克疗法有必要使用，但是它很少用于精神分裂症患者（用到电休克疗法的精神分裂症通常在很大程度上跟情绪有关，而且药物不起作用），更少用于躁狂症患者。

但电休克疗法真的有效吗？人们曾经做过一些临床对照实验，并把这些实验的全部结果综合起来加以分析，最终发现它在有所限定的情况下是有效的。因此，一贯谨慎的英国国家卫生与保健优化研究所仍然在其指南中建议在一些仔细甄别的情况下对一些适应证使用电休克疗法。[18] 然而，缺乏真正出色的、大规模的长期随访研究（观察最初的益处能否持续下来）才是问题所在。造成这种情况的原因有很多，特别是随机对照实验（所有相关患者都病情严重且可能有生命危险）在后勤方面会困难重重。[19]

电休克疗法的另一大问题是它的使用缺乏明确且合理的依据。它最初的理论基础是癫痫发作和精神病是互不相容的，但是这个理论已经被抛弃了。当涉及从生物学机制方面研究电休克疗法的治疗作用时，问题并不在于电休克疗法有没有对神经递质水平、脑激素、神经生长因子、调节大脑新陈代谢的基因等产生可测量的影响，而在于它对所有物质施加的影响或多或少地有些不分青红皂白。打个比方，针对抗抑郁疗法，不管目前的神经生物学理论是什么，你都可以打赌人们会发现电休克疗法同样起作用。

最后，就像任何有效的治疗方法一样，利与弊要实现平衡。电休克疗法显然是侵入性的，即使在高度控制的条件下，诱发抽搐通常也被认为是不理想的效果。其主要的不良反应是失忆。虽然早期的研究发现，失忆在绝大多数情况下是暂时且无关紧要的，但罗丝及其同事的研究表明，这个问题比我们想象的更常见，有时甚至会持续存在。关于上述相互矛盾的观点，一种解释是当患者被提问的时候，常常发现自己有记忆困难，但无法区分造成这些问题的原因是与严重抑郁相伴而生的记忆障碍，还是电休克疗法。实际上你也别指望他们能做出区分。对于电休克疗法来说，最好的解释是它会给本来已经受到抑郁症影响的记忆系统带来额外的负担，但这可能只是暂时的。

有关埃玛的所有调查结果和神经科医生得出的结论都递交给了法院。经过充分考虑，法官认可了精神科医生提出的治疗计划，其中包括一个疗程的电休克治疗。一旦找到一家有声誉且有能力收治埃玛这样的高需求患者的精神病医院，就要尽快对她进行治疗。

————— ¤ —————

护工克里斯蒂安娜是我们病区的固定人员，她是加纳人，生性乐观，成天笑呵呵的。她又高又胖，时常推着小推车在走廊两侧的病房里穿梭出入，摇摇欲坠的小推车里满是瓶装水、法兰绒衣服、洗涤剂和毛巾。她头上系着鲜艳的橙黄相间的花头巾，手上戴着铁青色的一次性手套，看上去不太协调。她戴那样的手套是为了给埃玛做"个人护理"，包括湿毯浴、清洁口腔卫生和清理尿导管袋。然后，她会陪着护士例行测量埃玛的体温、脉搏和血压。一天早上，当她对埃玛的护理快要结束的时候，我进来观察情况。窗台上的收音机放着有节奏感的歌曲，这套每天都要进行的护理似乎变成了异常欢快的舞蹈。埃玛躺在那里，任凭摆布，眼睛睁着，直视前方。我注意到埃玛似乎在配合克里斯蒂安娜和护士完成护理任务：当她们给她擦拭身体的时候，她会略微把身体转到一边，等到身子底下重新铺上一次性床单后，就再转回来；她会不知不觉地轮流抬起胳膊，等着她们给她擦干净腋窝。

"来吧，睡美人，你将是舞会上的大美女。"她们一边给她梳头，一边开着玩笑。

熟悉的和弦响彻病房，那是克里斯蒂安娜爱听的音乐。她把音量调大，跟着唱了起来："跳舞的皇后，用温多林洗脸，哦，是的。"

我敢发誓，埃玛笑了，她咧嘴露齿，十分开心。

"嘴张大些，Lady Gaga。"克里斯蒂安娜说道。

几乎不知不觉地，埃玛的嘴巴张开了，让克里斯蒂安娜给她刷牙。这一幕和她刚刚入院时我们给她做对照检查的情况相比，真的是天壤之别！那个时候，当我们问她话时，她要么不开口，要么开了口就合不上，眼睛和拳头也一动不动。有时候她的嘴巴就那样一直张着。要是在她的舌头上滴几滴水，它们会停留几秒钟，然后沿着嘴角淌下来。可是她几乎不流口水（正常人一整天都在不停地分泌唾液）。相反，灾难性脑损伤的患者则时常面临窒息的危险，因为他们失去了保护性的吞咽反射，必须有人不停地给他们擦下巴。

———— ✿ ————

查尔斯定期探视女儿。只要他来，就会跟医护人员闹得不痛快。不管医护人员做什么，他都会说三道四，仿佛是个监工。他坚信包括职业治疗师、理疗师、病房心理医生在内的治疗团队的努力都被误导了。他们遵循着针对一味拒绝的孩子的方法，而这种方法似乎提供了一个合理的模板：温和地鼓励和表扬，不做要求，因为这样做会引起逆反抵制。相反，查尔斯根据自己搜集的信息，认为即便是让埃玛的身体"超载"、延长她的病情的方法，也应该被允许。查尔斯在晚上去看她的时候，总是坐在床边，轻轻抚摸她的手。他会把灯调暗，关掉电视。他不会试着和她说话，事实上，他告诉她什么都别说。

我们安排了第一次面谈，商量治疗方案，可是事情进行得并不顺利。

"谢谢你来看我。"查尔斯彬彬有礼地说。

他一下班就赶了过来，穿着灰色细条纹西装和白衬衫，打着领带。我简明扼要地回顾了我们进展到了哪个地步。法官已经说服查尔斯为了埃玛的利益把她的命运交到我们手上。我解释道，目前尚不能认为埃玛有能力对自己的治疗做出决定，原因很简单，她仍然无法进行沟通。但是，只考虑她的最大利益而按照《心智能力法》进行治疗是行不通的，我的意见是应该根据《精神健康法》为她确定治疗方案。我继续解释说，电休克疗法在《精神健康法》中地位特殊，需要额外的独立审查，这将有助于保护她的利益。

"你对她的情况有什么判断？"我不动声色地问道。

"事已至此，没什么好办法。"

他问我们做出的诊断是什么。我又重新梳理了一遍，提出了跟前面那位建议用电休克疗法的精神科医生一样的诊断。我解释说，我们已经试过了所有的方法，包括肌肉注射苯二氮䓬类药物、采取紧张症的治疗方法、服用抗抑郁药以及进行理疗，并尽力让埃玛敞开心扉，但一切都无济于事。

我说我们没有漏掉潜在的神经系统疾病。埃玛很清楚她周围发生了什么，也能够自愿行动，可是她在竭力掩饰这一点。为什么？原因只有她自己知道。

"所以你认为她是装出来的？"查尔斯问道。

"不，我可没这么说。我觉得她患有严重的精神病，这就是她为什么成了现在这个样子，但我不认为是身体方面的原因让她说不了话。不管怎么样，用这种二元论的方式来考虑问题是没有帮助的。身体和精神肯定是合二为一的。"

"所以你打算给她做电击，让她脱离这种状态？"他说，"你有这么丰富的经验，也很懂哲学，那么你有没有和埃玛这种情况的人打过交道呢?"

"好吧,没有太像她这样的人——"

"可你把她当成做实验的小白鼠,还带着一副看起来心安理得的样子!"他的脸涨得通红,激动地说,"你怎么知道这么做不会让她变得更糟糕?"

"更糟糕?再糟糕还能糟糕到哪里去?她跟持续性植物状态的患者共住一个病区,那些人都有严重的脑损伤,她很可能变成其中一个。那些人别无选择。是的,我见过抑郁性木僵症和紧张症的患者在接受电休克治疗之后'醒了过来',而且完全康复。难道我们不应该给埃玛这样的机会吗?"

"我们受了这么多罪,你觉得我不想让我的女儿得到最好的治疗吗?你真敢讲!"

他松了松领口。我注意到了他脖子上的疤痕,那肯定是他患淋巴瘤时切除淋巴结留下的。它像是一种谴责。

他镇定下来:"你们所有人都应该意识到,精神压力具有巨大的破坏性,会对身体产生物理影响。"

我点了点头,很欣慰我们能在一些事情上有共识。

"你肯定知道,病毒可以在神经系统中休眠,直到受到精神压力后被重新激活,如引起唇疱疹的单纯疱疹病毒和引发儿童水痘的带状疱疹病毒。如果康复者的免疫系统受损,病毒就会死灰复燃,造成严重的带状疱疹。"

“是的，”我说，“但我不确定这是否有关系——”

“埃玛得过腺热，它是由 EB 病毒引起的……它也是一种疱疹病毒，不是吗？那么，你怎么知道她的病不是因为这引起的呢？”

这就是他的理论。

“我知道你一直在网上查资料。我向你保证，经过大量测试，我们已经排除了任何病毒感染的可能性——”

“难道你觉得你的职业让你对病毒感染和大脑了如指掌吗？”他反问道。

“不，当然不是，但是——”

“那请不要对我摆架子。”

“我可以向你保证，如果这是由感染或免疫紊乱造成的问题，那么我们肯定早就发现了。我的意思是，如果你能在网上找到这些东西，你不觉得我们早就找到了吗？不只是我，还有几个聪明又有想法的医生都试过。但无论如何，就算有一些医生都搞不明白，拍片子、脊椎穿刺、做脑电图也不显示的脑炎，那她偶尔有意识的情况，尤其是在别人不直接要求她的时候，又该怎么解释呢？你自己肯定也看到了。这确实说明有另一种障碍，那就是——”

“全是精神方面的问题？让我告诉你，在埃玛发病被送进急诊室的那个晚上，我亲眼看见了什么。他们马上就把她推进了抢救室。我吓坏了。我以为……嗯，我以为我会失去她。埃玛的身体左右扭动。她的动作时不时地会加快，她紧绷着胳膊，双拳上下左右地捶打着床垫。她会平息一两分钟，然后又开始发作。她被戴上了氧气面罩。急救医生拿着准备妥当的注射器靠近她。他在她的左胳膊上绑了一条尼龙搭扣止血带，然后猛地把胳膊拉直，试着找一条静脉。她全身抖动，伸出右手，扯掉了止血带，然后拍得更加猛烈。你知道医生当时是怎么说的吗？'哦，咱们就这么折腾，是吗？'这就像是一场儿戏。他往后退了几步，直直地看着她。接着他把她的氧气面罩摘了下来。她的眼睛忽闪，脑袋左右摆动。医生抓住她的下巴，不让她乱动。她睁开眼睛，盯着他。这时有人递过来一把手电筒，他照着她的眼睛，把自己的脸凑到她的脸上。她把手电筒拍到一边。于是他说：'得了吧，埃玛。你不是癫痫发作。我知道你能听到我的声音。你得控制住自己……够了！'埃玛的动作在减少：她的腿仍在挣扎，就像蹬自行车那样，但是胳膊不再动了。'这才像话。'他得意地说。几分钟过去了，我知道她还是不对劲；随后，她发出一声刺耳的尖叫，接着重重地捶击床垫，她又开始发病了。医生高举双手，厉声说道：'好吧，叫心理医生过来！'话音未落，他就气冲冲地转身离开了。她整个晚上都是那样。"

"这听起来实在糟糕。"我注意到，他的这一大通描述囊括了假性癫痫发作或者分离性抽搐的所有基本特征。

"没人告诉我那是怎么回事，也没人解释。一些护士很

138

和蔼，他们设法让她喝了几口水，并安慰她一切会好的。从那以后，她就失去了吞咽和说话的能力。我们在边上干等了几个小时。我问护士长发生了什么事，他说在天亮之前埃玛应该就能住院，但我还是得等一会儿。他说："今晚我们有很多真正生病的人。'他们最终还是设法把埃玛送进了病房，还给她弄了杯巧克力热饮。可是当我告诉他们她自己喝不了东西时，他们却说她要是渴极了，自己就会喝的。当时我就下决心带她回家。"

我真的很同情查尔斯，开始从他的角度看问题。

"听着，他们那么对待你，我真的很抱歉，"我对他说，"那是不可接受的。恐怕很多人打心眼里认为精神病是一种耻辱，连某些医生也不例外。我们不知道埃玛为什么会处于这种非常真实、非常严重，甚至有生命危险的状态，也许我们应该更多地把它看作软件问题，而不是硬件问题。"

他不相信。

"接下来你就会告诉我，电休克疗法就像电脑关机再开机一样。"

他起身，整理好领带，跟我握手，然后离开了。

———————— ¤ ————————

我们花了一段时间才把所有专家全部召集过来给埃玛看

病，看看他们还有什么其他的意见。每个人都感到很棘手：有些人要求重复检测，"以免我们漏掉了什么东西"；另一些人则对自己的判断很有底气。但大家都一致认为，电休克疗法是安全可行的，成功概率比较大。埃玛从来没有回答过任何问题，也没有问过任何问题。一名专家对她直言相告：如果她反对电休克疗法，现在就应该让大家知道，只要她有所表示，我们便有足够的理由不用电休克疗法。我们在她床头留了一支笔和一张纸，准备让她在四周无人的时候可以写下点东西。我跟她"促膝长谈"了好几次，也表明了我的想法：无论她心里想什么，她必定感到万念俱灰；由于一年多不曾开口说话，她肯定很难跟人沟通；她既不想让爸爸失望，又想要自己拿主意，遵从自己的内心，这样更让她心乱如麻。在准备对她进行第一次电休克治疗的前一天，我对她说，我猜你可能对治疗感到很恐惧，但我觉得它真的能帮助你找到办法摆脱这个罗网。停了一会儿，她的眼睑开始眨动，身体开始颤抖。我把她的这些表现理解成她承认自己非常惴惴不安，并且恳请她试着说点什么，不管说什么只要说出来就行，以便让我了解她的真实感受。她的颤抖加剧了。我把手放在她的小臂上，颤抖慢慢地消失。我说我打赌你渴望妈妈能陪在身边说说心里话。或许她眼里涌出了一滴泪水，或许这只是我的想象？我坐了差不多一个小时，指望她会说点什么。她始终一言不发。

———— ¤ ————

　　我跟着埃玛进了电休克治疗室。埃玛后仰着坐在一张宽大的椅子上被推了进来，为了防止她向下滑，医护人员把她和椅子绑在一起。治疗过程很顺利。麻醉师证实她"癫痫发作得很厉害"。有些患者第一次接受电休克治疗就有反应，尤其是紧张症患者。有时候他们经过一次治疗就能痊愈。在这些情况下，我们很难知道起作用的是对全身麻醉、电休克治疗的生理反应，还是对整个戏剧性场面的心理反应。

　　在休息室里，医护人员检查了她的生命体征，并试图轻轻地唤醒她。我提前告诉过他们，她一般情况下什么都不说。她静静地躺着，呼吸变得不那么吃力了。她的眼睛一眨一眨地睁开了，但依然直视前方。

　　"埃玛，你没事吧？"护士一边说，一边抬起一只手在她面前挥舞。接着她作势打向埃玛的眼睛。

　　埃玛眨了眨眼，但并未转移视线。

　　"好了，治疗已经完成了。你做得很棒。你爸爸在外面，我会告诉他过几分钟到病房里去看你。"

　　埃玛没有反应，第二次也是这样，第三次、第四次依然如此。我们商定的方案是做六次电休克治疗，如果没有效果的话就算了。

　　第五次治疗和前几次一样照常进行。对于严重的抑郁症患者而言，电休克治疗往往在第四次或者第五次之后才开始见效。我在治疗室和休息室之间徘徊。埃玛从麻醉中苏醒过来，她开始咳嗽，吐出肺里的一些分泌物。护士把病床的前部升高，好让她的身体半坐半卧地支撑起来。埃玛睁开眼睛，生平第一次和我对视。当时仿佛有一股电流径直从她身上传到了我这里。

　　"埃玛，你认识我们吗？"我愕然问道。

　　"我在哪儿？今天是星期几？"她嗓音嘶哑地说，接着又开始咳嗽。

　　护士递过来一杯水，她双手捧着送到唇边，一饮而尽。然后她向前坐好，很是警惕。

　　护士看了看我，我看了看护士。我们睁大了眼睛，我的心怦怦直跳。

　　"是这样的……你刚刚做完电休克治疗，今天是星期三，还有……这个给你。现在感觉怎么样？"

　　埃玛环顾房间。

　　"对了，我的名字是——"我问道。

　　"是的，我知道你是谁。你会意识到这不会持续太久。"埃玛说。

　　"为什么不会持续太久呢？"

"这只不过是或战或逃反应 *，因为你给我施加了压力。这可能会重新激活我身体里的病毒，我的情况到头来会更坏。"

这些话听起来很熟悉。

"可是你在说话，你在做动作，你还能吞咽。难道不是很好吗？"

"是的，但我感觉这不是真的我，而且不管怎么样，以后我都会为此付出代价的。"她弓起背，把手放在臀部上方，疼得直皱眉头。

"不过，能说话还是不错的。"我试探着说。

"我想也是。"

"你当然会觉得有点僵硬和虚弱。你已经平躺着一年多了！我理解你担心病毒会影响你的神经系统的心情，你担心自己现在如果消耗太多的能量，可能会受到更大的伤害。不妨尝试一下另外一种想法：病毒很早就从你的身体里清除掉了，现在你需要做的是慢慢地活动起来，重新接通你的身体。"

"废话！"

"考虑考虑吧。"

护士打岔说："让我们把你送回病房，在那里接着聊。还有，埃玛，咱们周五见。"

埃玛微笑着，认真地挥挥手。

她不太能站起来，双腿颤颤巍巍的，但她还是靠自己的力量坐到了一个普通轮椅上。病房里第一个迎接埃玛的是克里斯蒂安娜，她全副武装地穿着清洁服。她愣了一会儿才恍然大悟："哦，我的神啊！"她三下五除二地扯下一次性手套和围裙，把埃玛紧紧揽在怀里，几乎令她透不过气来。克里斯蒂安娜喜极而泣，双手捧着埃玛的脸说："看看现在的你，你真漂亮。感谢上帝。"

医护人员给查尔斯打电话，他还在上班。自从第一次治疗开始后，他就觉得没有必要来了。"快来吧，"他们说，"埃玛没什么不对劲，快点过来吧。"门诊结束后，我回到病房。埃玛住在走廊一侧的病房里，我先是打开一道门缝，然后探进头去看。父女俩坐在床上，一边翻看相册，一边轻声聊天，还吃着巧克力。查尔斯看见我进来，便告诉我，他们已经设法联系上了米兰达，她刚刚打过电话，但还是不能赶过来看埃玛。这种情况实在让人情绪激动，他紧紧攥着她的手。当说到他们两个人时，他说他们都累了，而且埃玛需要休息。

第二天的报告说埃玛睡得很香。早上，她躺在床上，喝了一些酸奶。她爸爸来了一会儿就走了。她与医护人员和治疗团队进行了交谈，他们感到非常惊奇，赶忙制订了一个新的康复方案。新方案以逐渐增加活动量为主，但留出足够的篇幅来讨论对复发的担忧以及如何避免陷入"盛衰循环"*。然后，她要求让她一个人待着。随着时间的推移，她似乎又退回到了以前的无反应状态。我回到办公室，有点泄气，但至少知道方向是对的。我查看电子邮件，其中有一封是查尔斯发过来的。以前他从不给我发电子邮件。邮件的内容很简单：埃玛在前一天晚上告诉他，她不希望再接受电休克治疗，因此我们应该停止该治疗方案。

第二天早上，我在征求同事的意见之后回复了查尔斯的电子邮件：此前埃玛并没有向我或其他医护人员提出任何异议，她现在无法进行沟通。我表示治疗是合法且经过批准的，会继续进行。我提议当天晚上再和他见面讨论这件事。

那天是星期五，也是第六次做电休克治疗的日子。治疗和往常一样进行。埃玛又奇迹般地醒了过来，一醒过来就立刻跟其他人进行眼神接触，热切地想和人辩论。这一次我把治疗团队的其他人也叫了过来，在治疗室里同我一起见证埃玛的变化，并提出他们的问题。

"我们又来了。"这是埃玛的开场白。

---

* 盛衰循环原本是指经济活动的繁荣与萧条交替出现的周期性波动，作者将它用在这里是想表达如何避免埃玛的病情时好时坏。——编者注

"确实。首先，你告诉父亲你不想再做电休克治疗了，这是真的吗？"

"我跟他说这行不通。这只是一种应激反应。"

"两码事。"

"随便你干什么。我说了不算。我没法掌控。"

一名治疗师接过话茬："埃玛，听着，如果你真想停止电休克治疗，现在就告诉我们，但是至少得给出一个理由。"

"讨论这个没有意义。你们难道不知道没有自由意志这回事吗？我们只是机器而已。请把我放平。"她笑了笑，转过头，闭上双眼。

后来，我和理疗师、职业治疗师一块去看埃玛。她可以在两个人一边一个架着她的情况下走出几步远，这又是一个了不起的里程碑。治疗师希望他们能就起床、洗漱、吃饭、如厕等目标达成一致。他们聊了很长时间，但主要内容是埃玛找出各种理由说她不能做这些活动，说这些活动不出预料会对她的身体健康造成不利影响。他们费尽口舌，从埃玛那里套出了她的一些偏好：茶里不加牛奶；白天不要把她撂在电视机面前；治疗师要在固定的时间来看她，不要不停地"突然冒出来"；让她爸爸带过来一些衣服，还有她的那把梳子；如果人们坚持要打开收音机，最好把它调到第4频道（主要播报新闻和时事），而不是第2频道（主要播放轻松的音乐）。我问她，在她自己说不了话的时候，我们是否应该

146

仍然跟她说话。她不置可否，表示并不介意。我还问她，除第2频道外，她还喜欢听什么样的音乐和电台节目。埃玛的回答是：

"无声的音乐。"

———— ¤ ————

查尔斯在见过埃玛之后来到了会谈室。他看上去脸色苍白，憔悴不堪。

"她怎么样？"我问道。

"很好。她告诉我她今天见了很多人，所以我不想累着她。"

"可是，假如她不做电休克治疗的话，或许谁都跟她说不了话，但那样可能更符合你的心意……"

"这跟我的心意没关系，得看埃玛愿意怎么样。"

我忍着不发脾气。"克里斯蒂安娜是我们这里的一名护工，她认识埃玛约三个月了。她的表现打动了我。星期三她看到埃玛的时候，简直是泪流满面。可是作为父亲的你竟然给我发了一封没头没尾的邮件，说什么我们应该停止电休克治疗。差不多一年过去了，这是她头一次开口说话，能够让她这样的只有这种治疗方法了。你不觉得这……有点古怪吗？"

"好吧，那封邮件太草率了，我道歉。你和这里的同事按照你们的想法尽心尽力地治疗埃玛，我感激不尽。别误会我的意思……我很珍惜和她在一起的每时每刻，因为我担心这样的日子不多了。"

我们面面相觑。

"顺便说一下，我有一段时间不会过来了。我要去医院做些检查，希望情况不太严重。"

我说听到这个消息我很难过，然后把他送出门去。

¤

我们申请增加一个疗程，再给埃玛做六次电休克治疗，并且得到了批准。第二轮治疗中出现了一种模式。在每次治疗之前的准备阶段，埃玛的表现都是一样的：浑身颤抖，不说话，也没有反应。治疗后的效果也是一样的：埃玛一旦从全身麻醉中苏醒过来，就会与人进行目光交流，急着表达自己，尽管她说的话有时是含糊其词和神秘莫测的。不过，埃玛苏醒的时间越来越短。

第八次治疗出了个小插曲。当时的麻醉师是个替补。在静脉注射麻醉剂后，埃玛心跳加速，脸又烫又红，于是我们取消了这次治疗。这显然是一种过敏反应，结果发现麻醉师用的麻醉剂是另外一种。这是一次"假的电休克治疗"，基本上等于没做，埃玛根本就没有说话，也没有表现出任何意识。第九次治疗后，她再次开口说话，只说了几句就又变得像睡着了一样。后来，她会睁开眼睛，但只是直视前方，也不努力与人沟通。第十次治疗后，她只说了一句"你好"；第十一次治疗后，她不言不语；第十二次治疗后，她照样缄口无言。不过，有一种变化在这几次治疗前后是一样的，那就是治疗过后她能坐起来，甚至能勉强站立。

我们不再主张继续做电休克治疗了。理疗师对埃玛活动能力的提高感到开心，因为这意味着她得褥疮或者肺炎的风险不会太高。我和其他人花了很长时间与她交谈，梳理她说过的事情，并试图把它们解释清楚。她所说的没有自由意志究竟是什么意思呢？这是她的亲身经历，还是她在第4频道上听到的人们随口说出的某种心灵哲学？这是精神错乱的迹象吗？针对病毒感染、免疫以及活动对关节和肌肉的重要性，我们向她传达了积极的健康信息，但效果并不明显。

查尔斯一直没来，也没人惦记他。但在我和他最后一次谈话两个多月后的一天晚上，他突然出现了。据夜班医护人员说，他看起来很糟糕。他瘦了大约13千克。他的头发稀疏，脸色蜡黄。他对医护人员说，他是来跟埃玛道别的。他的癌症复发了，马上要去临终关怀医院。他只有几个星期的活头了。

———— ¤ ————

　　把埃玛送到葬礼现场是个挑战，需要救护车、坡道、轮椅以及很多人协助，可谓兴师动众。我们无法确定她是否想去，但觉得应该假定她想去。现场来了几个老朋友。他们谈到了查尔斯的公益精神和责任感，谈到了他因女儿的病情和她在精神病治疗过程中遭受的无法形容的粗暴对待而承受的巨大压力（毫无疑问，这些压力是癌症复发的诱因）。埃玛被安置在大厅的后面，没有迹象表明她感知到了周围发生的事情。

　　后来，病房管理员回忆到，在以前的一些病例中，父母与患有重度精神障碍的未成年孩子之间存在纠缠不清的关系，有时候父母的去世预示着儿女的新生。"哪里有死亡，哪里就有希望。"他口出妙语，似乎驱散了一点众人心头的阴云。

———— ¤ ————

　　数年之后，埃玛依然保持着完全相同的状态。原因何在？或许她对妈妈朝思暮想；或许她被爸爸洗脑了，不知道自己对他是爱还是恨；或许她得了一种罕见的电休克治疗反应性紧张症或者抑郁症；或许她的大脑感染了生物医学识别不出来的慢性病毒；或许她患上了一种最新的扫描仪都无法显示的脑部疾病；或许她在依照她对疾病的信念行事，且对这些错误的信念深信不疑；或许她在抗议；或许她是疯了……

《纽约客》记者雷切尔·阿维夫所写的一篇杂志文章为我们提供了一条线索，不过它能否解释埃玛的情况还很难说。这篇文章讲述了瑞典的一个顽固拒绝的病例，又名"放弃生存"的病例。[20]主人公是格奥尔基，为了躲避宗教迫害，他在5岁的时候和家人逃往俄罗斯寻求庇护。为了能够留下来，他们奋斗了六年。当他们的申请看起来要被驳回的时候，格奥尔基得了一种怪病，陷入了一种无反应、听之任之的状态，这种状态持续了差不多一年。这家人最终上诉成功。几个星期后，格奥尔基开始慢慢恢复，起初只是睁眼，紧接着吃饭、喝水、说话和运动的功能也渐趋正常。当有人问起那段时间的经历时，他表示这一开始是一种抗议：如果他今后都不能在这个国家生活、工作，那为什么还要去上学呢？接下来，这种抗议似乎"自成其势"，而他的意志也逐渐衰退了。

至于埃玛为什么成了这个样子？坦白地说，个中原因无人知晓。

—— VII ——

我们是一家人

克里斯托弗一家如果要去玛尚诺比萨餐厅聚餐，就得像部署军事行动那样面面俱到。

第一步：提前打电话预订一张四人桌（最好挨着出口），时间安排在18点整（此时餐厅里的人不是太多）。

第二步：17点59分让妈妈下车，点一份意大利辣香肠、四大杯不加冰可乐和一块巧克力蛋糕。

第三步：爸爸开车在街上转悠，11岁的利奥和15岁的克里斯托弗坐在后排，等着妈妈打电话说上菜了，再赶往餐厅。

第四步：返回餐厅，停车，落座，就餐，用现金埋单（包含丰厚的小费），全家人一起离开。

在经历过诸多痛苦之后，这家人发现唯有采取上述方法，才能达成晚上出去玩且孩子不会哭闹的目标。如果菜还没有端上来，或者有什么东西不对劲，又或者人太多、环境太嘈杂，利奥就不能老老实实地坐在餐桌旁等待。他会变得焦躁不安，一遍一遍地喊着"意大利辣香肠和不加冰可乐"。这种情况很快就会升级，最后他会用双拳捶打自己的额头并号啕大哭。人们纷纷扭过头来看，然后摇头，有些人会表示同情，另一些人则会啧啧不已地说"真丢脸"。

利奥患有自闭症，不是泛自闭症障碍，而是典型的自闭症。这是一种持续且严重的神经发育障碍，影响大脑的结构和功能，尤其是影响人们的社会行为和交流。它可能源于基因，但我们不知道确切的原因。患者根本别想去看电影，也不会有朋友邀请他们出去吃饭，而比萨似乎是利奥唯一喜欢的东西。他们考虑得事无巨细，然后出门，这对克里斯托弗来说是件好事。

与克里斯托弗比起来，利奥的症状显得更加突出，尤其是在成长过程中的那些具有里程碑意义的时刻。不论是第一次微笑、第一次走路，还是第一次说话，利奥都远远落后于克里斯托弗。他在三四岁的时候就被诊断出患有自闭症，一直在一所特殊学校上学。周末和晚上的时光对他而言很难熬。爸爸在中学当教师，是部门主管；妈妈是护士，经常轮班。克里斯托弗和利奥相处融洽。他作为哥哥很有耐心，也非常熟悉利奥的日常生活。他们要么玩电脑游戏，要么看视频，虽然不是完全待在一起，但会在同一个房间里。

克里斯托弗从不埋怨，但有时候会显得孤僻。尽管他的学习成绩远高于平均水平，并且他还擅长体育运动——与同龄人相比，他身材高大，还在校队踢足球——但他偶尔会翘课，在附近的公共场所游荡。其他男孩让他给他们买烟，一些年长的男孩强迫他用假身份证买酒。他自己也开始抽烟，这实在不明智，因为他偶尔会哮喘。最糟糕的是，他开始从妈妈的钱包里偷偷拿钱买烟。

那是一个星期五，他安排好和几个同学去看电影。爸爸这几天出远门去北边看他的哥哥。妈妈说她上完早班就立马回家照顾利奥。然而，下午5点左右，她打电话说下班推迟了，因为医院缺人手。

"可是我已经跟同学说好晚上出去玩——就这一次！"

"对不起，这是没办法的事。我晚上9点左右才能到家。别太自私了。"妈妈不耐烦地说道。她今天也不太开心。

克里斯托弗顿时火冒三丈，回到自己的卧室，砰的一声关上门，连利奥要吃东西也不予理会。兄弟俩的妈妈没有食言，刚过9点就回到了家里，但发现利奥在门口哭哭啼啼。克里斯托弗早就穿好了皮夹克在大厅里等着，不等她开口道歉就夺门而出。

家里定的规矩是克里斯托弗必须在晚上10点以前回家。过了晚上11点，他还没回来，妈妈便开始担心。她等到了半夜还是没有见到克里斯托弗的影子，打电话他也不接。她不知道该如何是好，有点想报警，但转念一想，他可能只是在公共场所闲逛。

凌晨1点多，克里斯托弗跌跌撞撞地进了家门，然后径直上楼。他衣冠不整，鞋子沾满了泥污，浑身散发着酒气。他对妈妈的询问充耳不闻，直接奔向洗手间，对着马桶就是一通呕吐。

星期天晚上，父母都在家里和他对质。克里斯托弗做得太出格了，他们不能坐视不管。他为什么老是逃课，难道不知道明年要升学考试了吗？他是不是一直在偷偷地拿钱？克里斯托弗心烦意乱，哭着嚷着说自己是清白的，并开始不由自主地哆嗦。这个时候，利奥吓得蜷缩在角落里。处罚很严厉：克里斯托弗未经允许不得出门，他也不能去阿姆斯特丹参加各个学校的足球巡回赛，没有商量的余地。

第二天早上，克里斯托弗很不情愿地准备去上学。他开始咳嗽，呼哧呼哧地喘气。他颤抖不止。妈妈很心疼。他之前大半个晚上都在外面待着，很可能因着凉而感染了风寒。妈妈给学校打电话，替他请了一天病假。实际上，他整个星期都没法上学。

———— ✿ ————

克里斯托弗的妈妈带他去看医生，医生认为他可能是呼吸系统感染，给他开了抗生素。他呼吸沉重，但看起来不像哮喘。他的身体摇晃得有点异常，令人担忧。克里斯托弗的右胳膊不规则地来回摆动，幅度不小。这种摇晃经常变化，有时候会暂时停止，尤其是在他分心的时候。不过，摇晃似乎并不影响穿衣服和吃东西。医生怀疑这孩子是不是哮喘吸入器用得太多了，从而引发了震颤，不过他看起来更像是呼吸过快。

一个星期之后，抗生素吃完了。他的呼吸好多了，但身体还是颤抖。事实上，那时候克里斯托弗开始发牢骚说右臂没劲，右腿可能也是这个样子。医生给他做了检查，没有发现任何异样。医生让他双臂平举，然后用力把它们向下按，发现他的双臂似乎同样有力，但是他的右臂会突然松开，猛地向旁边夺拉下去。双臂反射正常表明大脑和脊髓的神经完好无损。

一家人既担心又窝火。他们对克里斯托弗太苛刻了吗？他会不会只是在装样子呢？一切都不尽如人意，而且他自己也说不清楚。他们觉得这个毛病来得快去得也快，"大惊小怪"只会让问题更加严重。然而，情况并未改善。最后，他被转到当地医院的儿科医生那里。克里斯托弗的妈妈既担心又困惑。他的神经系统症状似乎正在恶化，那时他走起路来明显一瘸一拐。虽然这种颤抖跟她所了解的情况都不一样，但很可能是一种罕见的运动障碍，如小舞蹈症。他落下了很多课程。妈妈决定让他住院进行检查。体检包括验血、脑部扫描和脊椎 X 射线透视。为了检查神经系统是否存在炎症，他还要接受腰椎穿刺以提取脑脊液样本。

当克里斯托弗被收治入院的时候，他得借助齐默式助行架走路，穿衣、洗漱也需要别人帮忙。克里斯托弗的父母一直格外照顾他，觉得自己的儿子虽然淘气但并非无法容忍，因此，他们对此前的反应过度深怀愧疚。作为公务员，他们决定不让自己的"一时糊涂"给国家带来负担。他们会承担一切后果。

克里斯托弗的脑部扫描和脊椎 X 射线透视结果都很正常，这意味着他的大脑没有肿瘤，脊髓也没有受到压迫。接下来的腰椎穿刺是一项常规操作，但会让患者感到不适，因此医生需要掌握一些技巧。患者需要脱得只剩内裤，面朝左躺在检查床上，把身体蜷成一团。护士用消毒剂擦拭皮肤，将一张无菌布单盖在患者的下背部位，无菌布单中央留有一个正对腰椎的方孔。医生坐在患者身后的凳子上，顺着脊椎向下摸索，找到骨盆上方最后两节椎骨之间的浅凹部位，在这一小片区域内施行局部麻醉。有时候患者会略微缩一下身体，但疼痛微乎其微。然后，护士把腰椎穿刺针递给医生。医生再次检查目标区域，并且告诉患者："你马上就会感觉到自己被人轻微推了一下……"接着，腰椎穿刺针应该平稳地滑进患者体内，绕开骨头等障碍物。医生拔出针芯，几秒钟后，第一滴颜色和浓度如同白葡萄酒一般的脑脊液就会顺利地从针尾冒出来，缓缓地滴到下边放着的取样瓶里，获得的样本随即被送往实验室检测。

精神科医生不做此类手术。当我还是一名神经科实习医生的时候，非常喜欢做腰椎穿刺，而且自诩高手。有一次，我的指导医生要我给一名40来岁的男人做腰椎穿刺。他属于紧急收治的患者，当时头痛欲裂，神情呆滞，脖颈僵硬。计算机体层成像扫描看不出多少东西，接下来的常规做法是进行腰椎穿刺，检查他是否患有动脉瘤或脑膜炎。在实习护士们的簇拥下，我意欲卖弄一番。在做完局部麻醉后，我拿起了腰椎穿刺针，为了让观众看得更清楚，我一步一步地讲解该怎么操作。恰在那时，患者放了一个屁，声若雷鸣。"对——不起！"我装腔作势，故作愤怒地回嘴。实习护士们咯咯地笑了起来。过了几秒钟我才如梦方醒，患者刚刚发出的是他最后的动静。动脉瘤随时都可能破裂，或许就在患者绷着身子准备接受穿刺时，动脉瘤爆裂了。我不觉得是我害死了他，但是我的自负和鲁莽一直令我深以为耻，耿耿于怀。从那之后，我再也没有做过腰椎穿刺。

———— ¤ ————

在做腰椎穿刺的时候，克里斯托弗显得焦躁不安，很难躺着不动。他的一只胳膊不停地颤抖。他肌肉发达，有点超重，所以医生很难在椎骨之间找到合适的穿刺点。当局部麻醉针（只有一根绣花针那么大）刺入时，他身体前倾，几乎要从检查床上掉下来。给他做穿刺的是一名实习医生，他当时觉得不是太有把握。他试探性地把腰椎穿刺针扎了进去，却忘记提醒克里斯托弗。克里斯托弗反射性地挺直了身子，此时腰椎穿刺针就更难从椎骨之间穿过去了。腰椎穿刺针好不容易穿了一半，医生和护士一边试着让克里斯托弗恢复原位，一边让他尽量保持不动。

医生把腰椎穿刺针朝前推了推，但是扎到了骨头。克里斯托弗连声呻吟。医生又把针抽了出来。一滴血珠从针眼里渗了出来。护士赶忙安慰克里斯托弗，告诉他一切都很好，这一次不太管用，但他们马上还会再穿一次。随后，他们又做了一次腰椎穿刺，但情况更糟糕。医生还没开始动手，克里斯托弗就紧张得不行。医生只好又加了一些局部麻醉剂。腰椎穿刺针看上去是扎进去了。医生抽出针芯，等着脑脊液流出。然而没有任何液体流出。他们索性放弃了穿刺。结束之后，医生给另一名更有经验的同事打了电话，他是专科住院医生，答应当天晚点过来再做腰椎穿刺。这位专科住院医生以前可能做过近百次腰椎穿刺，可即便如此有经验，他也连着做了两次。虽然最后一次成功了，但却是一个"有创伤的水龙头"，即腰椎穿刺针在穿过组织的时候带出了血液，血液进而污染了脑脊液。获得的样本可以勉强进行分析，但并不理想。除了克里斯托弗，大家都松了一口气。医生说他做得很好，最坏的情况已经过去了，可他还是颤抖得好似骨头都要散了架。

当时克里斯托弗浑身都在颤抖。时好时坏的情况持续了好几个小时。他还抱怨后背剧痛，说两条腿都动不了。实习医生又被喊回来看他，担心这是腰椎穿刺造成的并发症。在他看来，发生类似情况的唯一可能就是大脑里有肿瘤。肿瘤很可能导致颅骨内产生压力，而压力会在穿刺的同时被释放，迫使大脑向下撞击颅骨，造成无法弥补的损伤。但这是不可能的，为了准确地避免这样的并发症，患者在做完计算机体层成像扫描之后才会做腰椎穿刺，且扫描结果明白无误地显示他的大脑没有肿瘤。

医生安排克里斯托弗做一次应急脑电图，以排除某种癫痫发作引起身体颤抖的可能。脑电图显示大脑活动正常，但被克里斯托弗的躁动（肌肉收缩假象）掩盖了。专科住院医生也被请了过来，他亲自检查了克里斯托弗，也担心自己是不是在哪个地方出了差错。他认为克里斯托弗的反应只可能是腰椎穿刺引发恐惧这样的心理后果，而反复折腾和疼痛又加剧了这种反应，不然没法解释。不过，这并不能充分说明为什么他的双腿会突然动弹不得。克里斯托弗明显能做动作，他能自己坐起来，也能在床上活动，如果双腿彻底瘫痪的话，那么这些动作肯定无法完成。

第二天，会诊医生前去复查，并对克里斯托弗进行了全面体检。无论借助哪一种生理机制，她都无法解释他病情恶化的原因。脑脊液的分析结果出来了，一切毫无异常。一名临床心理医生单独跟克里斯托弗谈了几次话，又跟他的家人聊了几次。他联系了学校，然后跟全科医生交换了意见。这位心理医生费时数周，撰写了一份详细的报告，指出克里斯托弗患有一种他称为"转换障碍"的疾病。按照他的解释，这种障碍至少在一定程度上是由心理冲突造成的，而这种心理冲突表现为神经失能。该报告推测，以下都是克里斯托弗难以适应环境的表现：怨恨利奥受到众星捧月般的重视；很难达到家长的期望；在学校不开心；有健康问题（如哮喘和超重）。在那个决定命运的星期五晚上，这些都到了非解决不可的地步，克里斯托弗"意识到"他可以通过生病来逃避家庭、学业和霸凌的压力，也许这是他下意识的反应。随后他又碰上了腰椎穿刺。虽然这些因素单独拎出来都没有什么特别之处，但是在这位心理医生眼里，它们叠加起来足以导致克里斯托弗突然发病。克里斯托弗焦虑的性情，再加上本来就很可怕并且"造成创伤"（无论是心理上还是身体上）的腰椎穿刺，这些都无异于火上浇油。诸此种种造成了"代偿失调"，使他"退行"到早年孩童般的依赖状态。心理医生的建议是，结合理疗和逐步康复的方法对克里斯托弗进行一轮完整的个体心理治疗。如果一个年轻人得了转换障碍，早确诊早治疗将对他的预后很有好处。[1]

克里斯托弗在医院的神经康复室待了一年半，没有任何好转；事实上，他的病情恶化到了双手、双臂和双腿失去所有功能的地步。他卧床不起，颈部以下高位截瘫。虽然他对大小便还有感觉，但不得不被人抬着上厕所。他用牙咬着一根细细的塑料棒在键盘上打字，这就是他用电脑的方式。爸爸给他拿来了课本和作业，试图让他跟上学校的进度，可是希望破灭了。他没有参加考试。

克里斯托弗没有表现出明显的抑郁症迹象。他对自己的困境十分沮丧，但很配合理疗师，然而到头来这些理疗师只能简单地按摩他的四肢，防止他的肌腱和关节变得僵硬。正是在这个时候，克里斯托弗被转到了我们的神经精神科。

———— ¤ ————

我们接诊的转换障碍患者越来越多，这种疾病又被称作"功能性神经障碍"。"转换"一词可以追溯到19世纪，当时人们认为无法清晰表达出来的情感冲突会转换成某种身体症状。西格蒙德·弗洛伊德和约瑟夫·布洛伊尔在1895年出版了《歇斯底里症研究》一书，使得转换在知识领域颇负盛名。他们使用的术语甚至更为古老，让人想起古希腊人对于子宫的认识*；古希腊人认为子宫在体内四处游荡，扰乱了体内器官。人们很快就发现这种疾病并非女性独有，利用精神分析或者催眠的方法把无意识的冲突暴露出来也不能立即将其治愈。尽管如此，这些病例背后的故事还是很吸引人的，并且具有一定的说服力。

在19世纪末的维也纳，转换与性或性虐待有着一定的联系，这令当时的人们感到震惊。现在人们承认这种联系在许多病例中都是关键因素，不过肯定不是全部。[2]类似地，那种认为心理——观念、恐惧、幻想、信念、心理冲突和含义甚广的"精神压力"——可以通过身体但是不经过意图明确的行动而展现出来的观念依然存在。转换假说确实颇有吸引力，尤其是在克里斯托弗这个前因后果的时间顺序能为它提供依据的病例中。[3]不过，恰恰是因为病例听起来很吸引人，很符合一个令人满意的叙事弧**，而且只有转换假说能解释得通，我们才要意识到这并不意味着转换假说是真的。

"真正"的疾病是什么？患者有什么责任？社会免除了患者的哪些责任？我们对这些问题的观念催生了"患者角色"和"患病行为"的构想。[4]

---

* 古希腊人认为歇斯底里症跟子宫有关系，子宫在体内乱跑会使人出现奇怪的幻觉和行为，而歇斯底里症患者以女性居多。——译者注

** 叙事弧是指小说或故事中具有时间性的剧情结构，通过开头、发展、高潮和结尾形成一段弧形的完整叙事，适用于任何叙事形式。——译者注

除此之外，医学诊断技术的进步意味着从业者在没有实际证据支持的情况下，可以轻松地认定患者有神经系统紊乱的表现。尽管有人认为随着某种新技术的出现，发现这类证据不过是时间问题，但还是有人对此表示深深的怀疑。

以生物－心理－社会方法作为重要基石，神经精神病学家步入了这个充满不确定性的泥潭。对于每一个方面、每一个角度，人们都应该以开放的心态加以审视，而且不能忽视证据。在特定的疾病中，某一个角度或许会更有分量，但生物、心理或社会领域都没有实质性或启发性贡献的情况非常罕见。精神科医生不能照搬教条，应该对所有以证据为基础的不同领域传统持开放态度，同时为不确定性留出空间。

在克里斯托弗的病例中，麻烦在于当地卫生部门不愿意批准转诊。他们不明白为什么需要专家介入，对当地临床团队做不了必要的工作感到奇怪。宝贵的资源为什么不留在当地，反而要拿出去资助一个在他们看来相当于都市精英的三级医疗机构呢？针对未成年人和成年人的服务也存在显而易见的人为划分。克里斯托弗不能转院，他们宁愿制定"一揽子护理福利"，把克里斯托弗接回家照顾。这似乎违背了英国国家医疗服务体系的原则，但这个体系过去就是这样运作的——政府部门专员和服务提供者不搭界，以此提高"效率"——如今在某种程度上依然如此。

———————— ✿ ————————

　　克里斯托弗被送回家了。他居住的半独立式住宅实在太小了，需要进行大规模改造，并添置合适的病床、全套吊具、特殊的淋浴和卫生间设施、轮椅通道等。那利奥怎么办呢？他也需要更多的照顾。他们的父母处于一种平静的绝望状态。他们可能需要考虑放弃工作或大幅减少工作时间。不过，克里斯托弗的病是可以治疗的，甚至有治愈的可能性。我不会就此罢休。

　　我给英国精神卫生服务部门的主任和专员写了一封长信，阐述了当地服务机构不具备相关的专业知识和设施来收治克里斯托弗这种病例的原因，并强调克里斯托弗亟须住院以进行神经精神康复治疗。我义正词严地指出把克里斯托弗打发回家可能会对其余的家庭成员产生连锁影响，而且代价将无比昂贵：为了白天有人照顾利奥，一群护理人员每天至少上门四次，相关机构可能还要从英国国家医疗服务体系里专门抽出一名经验丰富的护士，再加上他们的福利和津贴，这将是一笔不小的投入。我还补充说道，克里斯托弗越早接受治疗，病情改善的可能性就越大。在我长篇大论的时候，我却怀疑这些观点起不了作用。首先，所有新增成本都将来自其他人的预算。还有人告诉我，我不会被看作一个向病情复杂的患者指出正确治疗方案的临床医生，而是会被当成一个有"利益冲突"的服务提供者。

这封信毫无回音。我试图另辟蹊径：他们就算不理我，也肯定会听取"自己人"的意见。我所说的"自己人"是当地的全科医生，他时常面临护理资源协调的问题，知道其中的不足。这位全科医生根本不用我说服就站在克里斯托弗及其家人的立场上开始了游说。他最后向我透露了实情：虽然孩子的父母都赞成获得专家的帮助，但他们有些消极，不愿意大张声势，不想参与这场形同竞选的游说。他们看起来颇为自责，觉得还是随遇而安、听天由命的好。就像他们经常说的，他们不是那种小题大做的人。

————— ¤ —————

无奈之下，我只好改做其他事情，把注意力转向另一名患者——埃米。她几乎不记得自己怎么就进了急诊室，她的丈夫马克告诉她，她发了一场癫痫。那天她一直感觉"不舒服"，头痛得厉害。她7岁的女儿杰德和小伙伴们在各自妈妈的陪同下一起放学回家，发现埃米四肢摊开躺在厨房的地板上。她们赶忙冲过去。埃米醒了过来，但是懒洋洋的。她的嘴边有血丝，很可能她自己咬破了舌头。她们叫来了救护车，又给马克打电话，马克迅即放下工作，赶到医院去见她们。结果埃米在救护车上又发作了。急救医生确定埃米就是癫痫发作。她表现出了所有的癫痫特征：她的右侧身体开始抽搐，头向左扭，双眼大张，全身肌肉紧绷，牙关紧咬；这种有节奏的抽搐每次持续30~40秒，接着她会再猛烈抽搐一次，然后平息下来，变得浑身瘫软，如同熟睡，一两分钟后苏醒。

她小时候没得过癫痫，现在已经42岁了，此时的癫痫发作肯定有深层次的原因。过去几个月她老是头痛，每一次都比上一次严重得多。她没有其他症状，只是有时候找不到合适的词来形容某事某物，但我们偶尔也会这样，不是吗？那天晚上医生给她做了计算机体层成像扫描，发现她的左侧额叶处有一个圆圆的、凹凸不平的肿块。那是一个高尔夫球大小的脑瘤，看起来像是级别相当高的星形细胞瘤。[5]这意味着它很可能会在接下来的几个月里生长并侵入周围的脑组织。

几天后，会诊医生来到神经外科病房，跟埃米和马克面谈。尽管他们带来的不是什么好消息，但目前有很多治疗方法可供使用。首先，他们会让她服用类固醇，以减轻肿瘤周围的肿胀，从而缓解头痛。同时，他们会让她服用抗惊厥药。她将接受放疗，至于做不做化疗需要跟肿瘤科团队商量。她在其他方面都很好，所有的检查结果都很明确，她身体的其他地方没有癌症迹象。他们真的很想对肿瘤进行活检，以便进一步了解肿瘤所包含的组织是什么类型，不过，因为它靠近大脑的语言区，所以活检不作考虑。

一切都是毁灭性的，但他们很感谢外科医生说话时的冷静和令人宽慰的态度，也感谢他所传递出来的乐观。"埃米还能坚持多久？"马克的问题很直白，但医生避而不答，只是说现在判断为时过早，还说一些患者最后活了很多年。他们把这些话理解为埃米只有几个月的时间了。他们向杰德说明了情况，告诉她妈妈病了，不过会好起来的。他们必须互相照顾。他们是坚强的一家人，彼此深爱。他们会挺过去的。他们一个劲儿地哭，一个劲儿地拥抱。

———— ¤ ————

大约三个月后，埃米发现自己又回到了神经外科病房。治疗一直进行得很顺利，但最近她的癫痫又开始发作，大多症状较轻：她的右臂会抽搐，大脑迷迷糊糊的。加大抗惊厥药的剂量可能有所帮助，可后来癫痫连续地发作，一次接着一次，丝毫不见缓解。不出所料，她情绪低落。

当我在病房里看到她的时候，她正在床上坐着，由于服用了类固醇，她的脸上泪痕斑斑，面颊浮肿。她很乐意说话，因为等着做检查、接受专家诊断的过程实在无聊。她机智，坚强，幽默。我对她很有好感。她谈到了杰德和马克，她的床边满是父女俩的照片，她说全家人多么希望能在不久后一起去迪士尼乐园。我觉得她没有抑郁，也不需要更多的药物治疗；相反，我认为她应该直面自己的未来，努力应对。当我正要离开的时候，她开始哭泣。那不是一般的哭泣，她咬紧牙关呻吟着，喉咙里发出低沉的声音。

"埃米，你还好吧？怎么回事？"

她没有反应，两眼盯着前方，双膝紧抱在胸前，身体前后抽搐。一个护士赶忙走过来看看发生了什么事。

"她又发作了。"护士一边说一边扯上窗帘。

现在呻吟声越来越大，变成了长时间的哀号。摇晃变得更加剧烈，但她既不抽搐也不颤抖。我示意护士站到一边。大约三分钟过后，摇晃减轻了，哀号也变弱了。埃米泪水涟涟，一边摇晃，一边似乎在说"不，不，不"。我握着她的手。

"没事的，埃米，你能听见我说话吗？你不是癫痫发作，而是心太烦，你肯定是太害怕了。等它过去。现在结束了……"

埃米睁开眼睛，点头回应，然后向后靠到枕头上。护士接住她，用纸巾给她擦脸，还伸出一只胳膊搂着她，试图给予安抚。整个过程持续了大约十分钟。

"怎么了？"埃米困惑地问，"是癫痫吗？"

我向埃米和护士解释说，这是功能性癫痫。有时人们会感到自己被悲伤、恐惧等情绪压垮了，而且，这有点像安全阀失控，大脑就那样关闭了，身体只是任意行事。我们将这种症状称为"分离"。特别是当你因为吃药或者疲乏而感觉到昏昏沉沉时，它发生的可能性更大，而且这种情况事实上在癫痫发作的人身上并不少见。[6]

趁着埃米冷静下来，我多待了一会儿，和她聊了一些刚刚发生的情况。

"我觉得被压垮了，这是真的。最近发生了很多事情。你不会相信的。你知道我最害怕的是什么吗？就是我怕自己不能在杰德身边保护她。"说着她又哭了起来。

我点点头，试着想怎么说才管用。突然，她刚才说的话让我心头一凛。"保护杰德不受什么样的伤害呢？"

埃米没有搭腔，我也没有再问，我们俩沉默了很长一会儿。埃米看着窗帘，意思是我们得注意隐私，一些话不能让别人听见。

"这件事我谁都没有告诉，就连马克也不知道。当时我才7岁，像杰德现在这么大，我……遭到了性侵，"她强忍泪水，继续说道，"那是放暑假的时候，一天早上，我表哥鲍勃跑过来串门。当时他12岁。我的生日礼物是一台新的卡式录音机。鲍勃拿过来一些磁带，于是我妈妈说：'不如上楼去卧室听音乐，她会喜欢的。'我们坐在床上，仰面躺着，听着流行歌曲，突然他把手伸进了我的睡衣里。我稀里糊涂的，不明白是怎么回事。这种事情在整个暑假里发生了

171

很多次。鲍勃的爸爸哈里是我的舅舅，他们一家就住在街拐角的地方。他们常来串门。这种情况持续了好几年。鲍勃一直在威胁我。他说要是我敢声张，别人才不会相信我，反而会把我关起来。一年又一年过去了，他长到了15岁，我也差不多11岁了。有一天放学后他见到了我，把我带到树林里强奸了。我跑回家，告诉妈妈发生了什么。她说我犯浑，鲍勃还只是个孩子，肯定是我勾引他的。之后这件事我们再也没有提起过。我不知道她跟哈里舅舅和鲍勃说了些什么，但是他们再也不来串门了。"

听她这么说，我感到太可怕了，但遗憾的是，我以前也听到过类似的故事。[7]埃米终于把这件压在心头的事说了出来，似乎松了一口气。她明白那真的不是她的错，即使她仍然难以理解。没有人安慰她，她心底里的痛也没有消失。当时哈里舅舅在闹离婚，鲍勃的日子也不好过。她和鲍勃只是孩子，可是从另一方面来看，年龄差距还是比较大的。两个人的力量差距很悬殊，而且他都15岁了，肯定知道他干的是坏事。她妈妈做出的反应对于那一代人来说实属正常。她妈妈小时候生活得很坎坷：兄弟姐妹七人，家里很穷，谈不上有什么亲情。

我们计划等埃米回家后就安排她到门诊部接受一些治疗。我相信我们可以帮助她控制功能性癫痫，并告诉她在服用抗惊厥药和肿瘤治疗方面，我们需要与神经外科医生密切合作。我认为她应该考虑把事情告诉马克。

在离开之前，我记起埃米之前说最近发生了很多事情。她指的是什么呢？她解释道，他们躲着不见哈里舅舅，却在很多年后突然收到了请柬——邀请他们参加鲍勃的婚礼。马克觉得那是个大日子，他们必须得去。埃米的妈妈也觉得他们应该去。婚礼定在上个周末。那天早上她发作了几次癫痫，因此无论如何都去不成了。[8]

————— ✡ —————

与此同时，我们的神经精神科正在准备接收一名新患者入院。实在不敢相信，又过了整整一年，终于有人同意把克里斯托弗（现在18岁了）送过来住院，"先接受一段时间的治疗"。等克里斯托弗安顿下来，由多个学科专家组成的医疗团队就立马分头进行评估。[9]克里斯托弗是我们治疗过的残疾程度最高的患者之一。所有人都觉得这个小伙子有礼貌、友善、认真。他的爸爸妈妈也懂得感恩，谦逊待人。关于他的病情，他似乎和我们一样一头雾水。他承认所有的检查和扫描都很正常，但不知怎么的，问题就是解决不了。这个年轻人身高超过一米八三，体格健硕，吃力地用牙咬着塑料棒敲击电脑键盘。他可以发电子邮件、上网搜索，就像一个颈部骨折而高位截瘫的人那样。他的样子着实令人震惊。耽搁了这么久，他还能治好吗？

我跟克里斯托弗谈了话，并仔细研究了临床心理医生在报告里提出的一些问题，在这之后，我觉得亲自给他体检可能会对我有所启发。他在床上仰卧着，后背垫了好几个枕头。我先是要他抬起右腿，他几乎纹丝不动。我又用一只手托着他的右脚跟，要他在床上用力向下压，但他根本就没有一点儿力气。我接着让他抬左腿，这次他将左腿缓缓地从床上抬了起来，晃了几秒钟，然后又落了回去。我让他再做一遍，然后把我的左手放在他的左小腿上，并告诉他用力向上抬。与此同时，我偷偷地就像刚才那样把右手滑到他的右脚跟下面。这一次，他把左腿向上抬了起来。

"很好，干得不错，保持住。"

他举着左腿保持不动，这时我能感觉到他本来瘫痪的右腿有些紧张。我试着托起他的右脚跟向上抬，能感觉到有一股反作用力，那里的肌肉明显收缩。等那股力道过去了，他松了一口气。

"你知道刚刚发生了什么吗？在你集中注意力抬起左腿的时候，你的右腿似乎也在使劲。"

克里斯托弗百思不得其解。

"你瞧，那是自然反射。当你抬起一条腿时，另一条腿会自动向下使劲以保持平衡。可是当你有意识地把另一条腿向下压的时候，它却偏偏没动静。"

"我真的在使劲！"

"我知道。我是在向你演示你得的是功能性麻痹。简单来说，信息不能从你的大脑传到你的肌肉。我不确定原因。重要的是大脑和肌肉之间的联系仍然存在，它们确实起作用，但你只能间接去做。可这是个好消息。系统的结构和神经都完好无损，没有永久性的物理损伤。"[10]

我看得出克里斯托弗在聚精会神地听我说话，他也明白了其中的含义。他的身体有可能好起来，但是一下子要接受的东西太多了。

"你知道哪怕是最好的运动员也有举止失措的时候。打个比方，现在你是守门员。你知道罚点球的时候会发生什么。射手走上前来，他要做的就是从11米外射门，将目标对准……"

"是的，有时候他们走起路来都拖着脚，就像不会走路一样，真是疯狂。"

"当我们压力很大、感到不自然，或者过于用力、放不开的时候，那些平时很自然的动作，如走路、踢球，似乎突然变得……非常复杂。但是如果我们平心静气，不去想它，顺其自然，它就会像平常那样发生。"

在这一点上，那些单侧无力或者难以正常行走的人有时候真的能一下子就好起来。有些技艺高超的理疗师已经摸索出了一些奇妙的技术来帮助患者克服功能性神经障碍，如在伦敦工作的格伦·尼尔森。[11]理疗师会让患者做一些动作，如倒着走，患者一开始需要花很大的力气，也走不好，但当他们越走越顺时，就会突然发现"不假思索地"倒着走竟然比朝前走还轻松。[12]对于患有功能性神经障碍的人来说，这似乎是个悖论：身体越放松，做起来就越容易。可是克里斯托弗受困太久了。我们得让他的四肢多加活动，这样才能为他以后的恢复打下良好的基础。

神经肌肉障碍的诊断测试中有一项是经颅磁刺激（TMS）。它需要一个像乒乓球拍一样的电磁线圈，电脉冲会通过这个拍子，几分之一秒内就能产生磁场。如果拍子放在大脑运动皮质的正确部位，大脑运动皮质就会产生指挥四肢运动的信号。这些信号要么顺着脊髓下行，要么通过某些神经根离开脊椎，诱导产生无害的生物电流，而生物电流在神经里传导，最终使相连的肌肉群发生抽搐。通过将一根连接着放大器和记录设备的细针插入肌肉，临床神经生理学专家甚至能够记录微弱的肌肉收缩。他们可以借此辨明神经传导模式是否正常，判断肌肉自身是否健康。临床神经生理学专家还能测量出从电磁线圈发出刺激到肌肉收缩之间的时间是多少毫秒，进而确定神经传导的速度是否正常。经颅磁刺激就像电工测试电路一样。

克里斯托弗坐着轮椅，我们把他推进了神经生理学测试实验室。神经生理学专家在机器上做了一些初步校准，调好

176

阈值，然后开始工作。拍子主要在克里斯托弗的脖子周围环绕，细针插在他的腿肚子上进行记录，设备发出各种各样的咔嗒声、嘟嘟声和噼啪声。神经生理学专家看着显示屏上的数据，说所有的传导时间都在正常范围内，而且肌肉在受到诱导时会收缩。一切都让人放心，我们再次确认大脑和肌肉之间的连接完好无损，但是"我们还得再试试"。电流又过了一遍，克里斯托弗反应平平。我们觉得不妨尝试一些不同的东西。与其使用产生抽搐所需的最小刺激，为什么不把刺激再加大一点呢？我们将参数调高，把拍子放到运动皮质上，按下红色按钮。照例是一声清晰可辨的咔嗒声，但是这一次引起了明显的肌肉抽搐。

"哇！怎么会这样？"克里斯托弗说。

设备又一次通电。这一次，他瘫痪的右腿突然弹了起来。

"嘿，你们是怎么做到的？"

右腿又弹了一次。

克里斯托弗激动地说道："太棒了！"

下一步我们开始通过声音给肌肉收缩做记录。检测设备连着一个扩音器，随着肌肉纤维的每次收缩，扩音器都会发出一系列的咔嗒声。我们把音量调大。这位平时沉默寡言的神经生理学专家直言不讳地对克里斯托弗说，检测已经表明你的腓肠肌可以正常发挥作用，大家希望看到你能自己动起来。克里斯托弗的腿上扎着一根针，针上连着细细的绿色导线，所有人的眼睛都盯着那根导线。咔嗒，咔嗒，咔嗒……机器不断地响着。"加油，你可以做得更好。"大家一起给他鼓劲。咔嗒，咔嗒，咔嗒……声音越来越响，节奏也加快了，仿佛一个金属探测器在地下碰到了一堆硬币。机器嗡嗡作响。"太棒了！"我们异口同声地说。没错，克里斯托弗的脚动弹了，虽然幅度小到几乎不可见，但是扩音器的音量调至了最大，只要肌肉稍微一动就会发出声响，进而营造出逼真的戏剧效果，令人印象深刻。就这样，克里斯托弗从自己的努力中突然收到了某种积极的反馈，并且感受到了随之而来的希望。他笑得合不拢嘴。对我来说，克里斯托弗从此就不再是那个"心灰意冷"的患者了，我深信他会在治疗上大获成功。

　　下一个疗程是在健身房和理疗师一起进行的。他们把克里斯托弗用吊具悬挂在双杠上。他的双脚差一点就触及地面，双手自然地扶着高度齐腰的双杠。他们把他朝下放了几毫米。一碰到地面，他的双腿就条件反射般地挺直了，撑起了一部分体重。在理疗师不停地鼓励下，他抬起状态更好的左腿，试探性地迈出了第一步。

　　几个星期过去了，克里斯托弗的能力每天都在提高。职业治疗师打算撤掉克里斯托弗含在口里操作电脑的塑料棒。她认为我们应该做个试验，让他把手腕搁在泡沫支架上，看看他的手指是否有力气去敲键盘。是的，他能做到。每一个小小的胜利都建立在前一个基础之上。气氛变得不一样了。临床心理医生按照她的安排对克里斯托弗进行了几个疗程的治疗，同样取得了成果。克里斯托弗是个很配合的患者。我们从机械论的角度向他解释大脑和神经科学，他领悟得很快。他第一次觉得人们把他当作成年人对待。他开始谈论家庭生活和未来的抱负。他想考取一些资格证书，觉得自己应该走出家门。他爱父母，爱利奥，但是他们还没把他当作成年人。他得自立。

大约四个月后，克里斯托弗已经能够四处走动，几乎与常人无异，只是手里潇洒地拿着一根拐杖。他的状况还在改善。他可以自己吃饭、穿衣，还能用电脑。他有时会很累，但所有人都知道他没有大碍。他的父母当然喜出望外。那是一个惊人的蜕变。

我觉得有必要再写一封信。我提议给批准克里斯托弗转院接受专家治疗的负责人写第二封信，告诉他们不给这个风华正茂的小伙子机会，不让他从丧失能力的瘫痪状态中解脱出来的决定是多么不合情理，他瘫痪了整整四年。我会向英国护理质量委员会、英国医学总会和媒体投诉，直到这帮人向克里斯托弗和他的家人道歉为止。我把这个主意说给克里斯托弗的父母听，可他们并不热心。为什么要沉湎于过去呢？他恢复得这么好，还是别扫兴了吧？当地医疗机构也是好心，只是想尽其所能而已。事后看来，当初我们就应该采取

179

不同的措施，投诉那些家伙，但我想克里斯托弗的父母还是不会的，因为他们不想借题发挥。

———— ✿ ————

马克陪着埃米来门诊部复查，我见到了她。那是她脑瘤确诊大约一年之后，她的状态明显越来越差。为了保持身体平衡，她走路的时候得推着一种带轮子的手推车。她说话结结巴巴，只能一个字一个字地往外蹦。埃米的脑瘤已经把掌管语言表达、控制右侧身体的左侧额叶毁坏了。如果损伤更严重的话，她就只能说一些常见的单词，甚至连单词都不能完整地说出来。

"勉强……能走路……说话……很慢，尽力……没有癫痫，好哇！"她竖起了大拇指。

马克温和又体贴，身前身后地照应着埃米。"是的，非常难，以后会更糟糕。医院和麦克米伦团队给了我们很大的支持，我们全家人在一起度过了一段美好的时光。杰德很难接受，但她没事。埃米的妈妈非常棒，她挺身而出，帮了很大的忙。要是没有她，我们都不知道该怎么办。"[13]

埃米瞥了我一眼。我明白她没有告诉马克自己遭到性侵的事。那是她永远的伤，在她心底埋藏了许多年，她向我吐露出来，还倾诉了她发现自己身处不可调和之境的痛苦。而

180

在那之后不久，她就失去了正常的语言表达能力，想想这是多么残忍啊！

我跟他们说了一会儿话，埃米很吃力。我也做不了什么。我祝他们好运，然后互相道别。第二天马克给我打电话，说他们昨天把车停在离医院只有1米远的地方，由于埃米行动不便，复查所花的时间比预想的要长，结果他们就吃了一张违停罚单。他想知道我能不能帮帮忙，没准写封信什么的。我当然义不容辞！我抄起录音电话机就开始申诉，压着一腔怒火遣词造句。

我没有收到回话，很快便忘了这茬事，直到六个月后，我收到了一封由马克亲手写的信。他觉得应该让我知道，他们本来不抱希望，却收到了市政委员会的确认书，对方说已经考虑了他们对违停罚单的申辩，决定全额退款。我的帮助起到了作用。他感谢我所做的一切。他接着写道："埃米在两个星期之前过世了。我们全家人都陪着她，这正是她想要的，她走的时候非常安详。"

———————— ¤ ————————

我最后一次见到克里斯托弗是在门诊部。他是自己一个人搭乘公共交通过来的。见到他真是太好了。他身材挺拔，丰神俊朗，人见人爱。他向我说起最新进展，笑得分外灿烂。

他在一所学校里学习高中课程，仍然住在家里，不过准备跟人合租。他的同学要么在读大学，要么在上班，可他荒废了那么多年。他还担心病情反复，一想到这些他就格外失落，但是无论发生什么，他都会有办法对付。

我问他，当他回过头去看那段经历的时候，是否明白自己身上发生了什么，是否还记得自己的身体完全动不了的感觉。"哎呀，没什么好说的，"克里斯托弗表示他只是觉得很超然，"好像能动的不是我的身体。"那时候，一切都是陌生而令人费解的。他回忆起腰椎穿刺，表示他当时都被吓傻了。那感觉就像医生将一把匕首插入他的脊椎，突然之间，所有感觉都消失了。我问他最有帮助的因素都有哪些，他的回答很干脆：整个团队积极而包容的态度，以及针对他的问题做出的有理有据的解释。经颅磁刺激呢？对的，它绝对管用；它给了他一个实实在在的信号，表明他能够恢复健康。[14]

————— ✿ —————

我时常想起埃米和克里斯托弗。她和他如此不同，却又有很多共同点。他们两个都患有功能性神经障碍，任何将他们的病症区分为精神方面或生理方面的企图都注定要失败。他们是反对僵化的身心二元论的典型例子，然而神经精神病学领域中的许多临床工作仍然深受其扰。事实上，我们应该

182

支持一种更丰富的整体论。我认为，如果我们脱离了物质大脑，那么任何精神或生命力都将无法存在，这种观点或许会让我容易受到还原论的指责。如果说我从业多年确有心得的话，那就是精神生活中的一切都可以归结、还原为大脑的运作。可话又说回来，我们的大脑存在于一个相互关联、相互影响的经验世界。因此，真正的挑战是沿着生物、心理和社会的连续统一体找出恰当的解释。

让我们以一部伟大的小说为例。怎么样才能最好地理解它呢？从远处看，所有的书看起来都一样。在显微镜下，我们看到的只是纤维素上一个小点又一个小点的色素。不过，在这两个极端视角之间的某个地方，我们可以发现由缤纷多彩的意义交织而成的语言和文化。对一些人来说，生命取决于一个破坏遗传密码的单个分子，或者一簇神经元的故障；对另一些人来说，如果不考虑甚至不破解我们共有的历史，他们就无法理解和解决生活中的困境。

科学既无法阻止埃米的脑瘤增长，也无法确切地解读克里斯托弗的精神世界。对于埃米和克里斯托弗而言，科学无法纠正他们的过往，不能让他们过上另外一种家庭生活。一些科学难题早晚会得到解决。但是，总会有一种疗法能够跨越深渊，实现某种程度的领悟，帮助人们恢复信心，甚至让生活发生翻天覆地的改变。

注 释

引 言

[1] Bolton, D. and Gillett, G., *The Biopsychosocial Model of Health and Disease*. (Cham: Palgrave Pivot, 2019), pp. 1-145 (recently published critique and defence of the model from two clinician philosophers).

[2] Jaspers, K., *General Psychopathology* (7th edn), trans. J. Hoenig and M.W. Hamilton (Baltimore: Johns Hopkins University Press-1913/1997).

[3] Laing, R.D., *The Divided Self*. Modern Classics. (London: Penguin Books, 2010) [first published as *The Divided Self: A Study of Sanity and Madness*. (London: Tavistock Publications, 1960)].

第 I 章 多巴胺

[1] Fahn, S., 'The History of Dopamine and Levodopa in the Treatment of Parkinson's Disease', *Movement Disorders*, 23 (Suppl 3), 2008, pp. S497-508.

[2] Howes, O.D., 'What the New Evidence Tells Us About Dopamine's Role in Schizophrenia', in Schizophrenia: The Final Frontier-a Festschrift for Robin M. Murray. eds A.S. David, S. Kapur and P. McGuffin (Hove East Sussex: Psychology Press, 2011)- pp. 365–72.

[3] Crow, T.J., Johnstone, E.C. and McClelland, H.A. 'The Coincidence of Schizophrenia and Parkinsonism: Some Neurochemical Implications', *Psychological Medicine*, 6, 1976, pp. 227–33.

[4] 氯氮平有疗效的事实是对多巴胺假说的又一次打击。它确实阻断了多巴胺受体，但作用甚微。众所周知，它还会对其他神经递质系统产生广泛影响。因此，它在运动方面的不良反应是相对良性的。

[5] Rogers, J., Pollak, T., Blackman, G. and David, A.S. (2019) 'Catatonia and Immune Dysregulation: A Review'. [Online]. [http://dx.doi.org/10.1016/S2215-0366(19)30190-7]. *Lancet Psychiatry* 6 (7). (Accessed 1 July 2019).

[6] Spence, S.A., 'Alien Motor Phenomena: A Window on to Agency', *Cognitive Neuropsychiatry*, 7, 2002, pp. 211–20.

控制论的方法可以解释很多神经疾病和精神疾病的现象。当然，你必须先有指示或者意志，身体才能开始移动。移动信号传递到运动控制器，运动控制器转而选择并启动相关的机制。运动信息继而反馈给比较器，以便身体进行调整。例如，如果手臂伸得不够长或者过长，身体就会进行纠正。在理想情况下，指示器需要将自身的有意图行为与其他地方的有意图行为区分开来。因此，每次发出指示时，它都会向比较器发送一条信息，以期待某个动作，就像你在网上订票会收到确认的电子邮件一样，这条信息准确来说就是感知副本。如果有东西抓住你的手臂这样或那样地移动，就不会有感知副本产生；即使你看不到发生了什么，系统也会推断移动是来自外部的。同样，如果一个运动意图（带有感知副本）没有运动感知（或者行动正在发生的反馈）相跟随，那么很明显这不是信息本身的问题，而是信息没有被传递出去。帕金森病患者可能无法行动或者无法执行他们希望身体执行的任何动作。意图是有的，因为有感知副本，所以他们能感觉到意图，能感觉到自己在努力，可就是动不了。相反，如果患者出现震颤（帕金森病的另一个主要症状），那么他们知道不是自己刻意做这个动作，而是这个动作强加在他们身上（"做出震颤的是帕金森病"）。被动体验可能存在的问题是运动意图没有感知副本相跟随（确认的电子邮件没有发出或者没有传送过来），因此患者感觉不到自己拥有意图；相反，他们感觉自己像是被其他人操控。为什么这种情况会不同于帕金森病的震颤呢？或许在帕金森病中，现有的机制出现了故障，帕金森病导致它失灵了；但在精神分裂症的被动性中，问题发生在意图这个"更高"的系统层面上。这个动作具有有意图行为的所有特征，可能是我会做或已经做过的事情，但恰恰在这种情况下，它缺乏我正在做动作的感知。我没有收到电子邮件！而问题的根源在于系统的感知副本无法可靠地工作，而不在于对有意图行为的执行。另一种解释是，问题不在于控制机制，而在于归因。我们都有这种倾向：试图对一切事物做出解释，尤其是我们意想不到的事物。我们是谁？我们的背景是什么？我们有哪些经验？对于这些关键问题，我们倾向于选择一种解释而不是另一种。我的身体并没有按照我的意愿去做，原因可能是我得了一种神经疾病，也可能是某种外部力量替我这么做。

第 II 章　永远的草莓地

[1]　David, A.S., 'On the Impossibility of Defining Delusions', *Philosophy, Psychiatry, & Psychology*, 6, 1999, pp. 17-20.

[2]　如果我说自己是1950年巴西世界杯英格兰队的队长，那么这就是一种妄想（尤其是一种妄想性记忆）。这显然违背逻辑，因为那个时候我还没有出生。我宁愿接受我根本进不了国家队这个事实。

[3]　现代神经心理学回避了将问题严格地归因为大脑某个区域的方法，而

更倾向于根据讨论的过程来描述缺陷。定势转换通常被归类为"执行功能"。

[4] Noyes, R., Jr. and Kletti, R., 'Depersonalization in the Face of Life-Threatening Danger: An Interpretation', *OMEGA - Journal of Death and Dying*, 7, 1976, pp. 103–14.

[5] Ciaunica, A. and Charlton, J. (June 21 2018). *When the Self Slips.* [Online]. (https://aeon.co/essays/what-can-depersonalisation-disorder-say-about-the-self). Aeon. (Accessed 25 June 2018).

[6] Sierra, M., Senior, C., Dalton, J., et al., 'Autonomic Response in Depersonalization Disorder', *Archives of General Psychiatry*, 59, 2002, pp. 833–8.

[7] Ellis, H.D., Whitley, J. and Luauté, J.P., 'Delusional Misidentification: The Three Original Papers on the Capgras, Frégoli and Intermetamorphosis Delusions', *History of Psychiatry*, 5, 1994, pp. 117–8.

[8] Young, A. and Leafhead, K., 'Betwixt Life and Death: Case Studies of the Cotard Delusion', in *Method in Madness: Case Studies in Cognitive Neuropsychiatry*, eds P.W. Halligan and J.C. Marshall (Hove East Sussex: Psychology Press, 1996), pp. 147–71.

[9] Ben-Naim, E., Vazques, F. and Redner, S., 'What Is the Most Competitive Sport?', *arXiv:physics*, 0512143 v1, 15 December 2005.

第III章　失却信仰

[1] Freud, S., 'Mourning and Melancholia', in *The Standard Edition of the*

Complete Psychological Works of Sigmund Freud, Volume XIV (1914–1916): On the History of the Psycho-Analytic Movement, Papers on Metapsychology and Other Works, ed. J. Strachey (New York: Norton, 1976), pp. 237–58.

[2]   Brown, G.W. and Harris, T., *Social Origins of Depression*. (London: Tavistock, 1978).

[3]   This is a very comprehensive but technical review of the topic by Mark Williams and colleagues on which I have drawn. See Williams, J.M.G., Barnhofer, T., Crane, C., et al., 'Autobiographical Memory Specificity and Emotional Disorder', *Psychological Bulletin*, 133, 2007, pp. 122–48.

[4]   Neeleman, J., 'Suicide as a Crime in the UK: Legal History, International Comparisons and Present Implications', *Acta Psychiatrica Scandinavica*, 94, 1996, pp. 252–7.

[5]   Durkheim, E., *On Suicide*, ed. R. Sennett. Trans. R. Buss, 1897. (London: Penguin Classics, 2006).

[6]   Dervic, K., Oquendo, M.A., Grunebaum, M.F., et al., 'Religious Affiliation and Suicide Attempt', *American Journal of Psychiatry*, 161, 2004, pp. 2303–8.

[7]   Thomas, K. and Gunnell, D., 'Suicide in England and Wales 1861–2007: A Time–Trends Analysis', *International Journal of Epidemiology*, 39, 2010, pp. 1464–75.

[8]   Hawton, K., Bergen, H., Simkin, S., et al., 'Long Term Effect of Reduced Pack Sizes of Paracetamol on Poisoning Deaths and Liver Transplant Activity in England and Wales: Interrupted Time Series Analyses', *British Medical Journal*, 2013, 346: f403.

[9] Rubin, D.C. (ed.), *Remembering Our Past: Studies in Autobiographical Memory*. (Cambridge: Cambridge University Press, 1999), pp. 244-67.

[10] This is an article which describes the development of new psychological treatment approaches arising out of work on autobiographical memory: Dalgleish, T. and Werner-Seidler, A., 'Disruptions in Autobiographical Memory Processing in Depression and the Emergence of Memory Therapeutics', *Trends in Cognitive Sciences*, 18, 2014, pp. 596-604.

第IV章　只有我们俩

[1] See Snaith, R.P. and Taylor, C.M., 'Irritability: Definition, Assessment and Associated Factors', *British Journal of Psychiatry*, 147, 1985, pp. 127-36.

[2] Angst, J. and Sellaroa, R., 'Historical Perspectives and Natural History of Bipolar Disorder', *Biological Psychiatry*, 48, 2000, pp. 445-7.

[3] Crammer, J.L., 'Periodic Psychoses', *British Medical Journal*, 1 (5121), 1959, pp. 545-9.

[4] 很多人对24小时的周期不可变更这一点感到有点勉强。有人喜欢早起（云雀），发现早上能完成很多事情；有人则倾向于深夜开足马力（猫头鹰）。一些学者将作息类型与双相情感障碍的倾向联系起来加以研究，但是还没有发现明显的关联。双相情感障碍似乎确实是由一些最基本的生物节律失控引起的。

[5] For a useful collection of academic articles on this topic see: Morgan, C., McKenzie, K. and Fearon P. (eds), *Society and Psychosis*. (Cambridge: Cambridge University Press, 2008).

[6] Lewis, G., Croft–Jeffreys, C. and David, A., 'Are British Psychiatrists Racist?', *British Journal of Psychiatry*, 157, 1990, pp. 410–15.

[7] MacPherson, W., *The Stephen Lawrence Inquiry. Report of an Inquiry*. [Online]. (http://webarchive.nationalarchives.gov. uk/20130814142233/http://www.archive.official–documents.co.uk/ document/cm42/4262/4262.htm). United Kingdom: The Stationery Office. (Accessed 1 July 2019).

[8] Fanon, F., *Black Skin, White Masks*. Paris: Éditions du Seuil, trans. R. Philcox, 1952. (New York: Grove, 2008).

[9] '*Altérations mentales, modifications caractérielles, troubles psychiques et déficit intellectuel dans Thérédo-dégénération spino-cérébelleuse: à propos d'un cas de maladie de Friedreich avec délire de possession*' (med. thesis, 1952, University of Lyon). As cited by Keller, R.C., 'Clinician and Revolutionary: Frantz Fanon, Biography, and the History of Colonial Medicine', *Bulletin of the History of Medicine*, 81, 2007, pp. 823–41. Friedreich's ataxia is a genetically determined neurodegenerative disease leading to gradual but relentlessly worsening unsteadiness, incoordination and dementia.

[10] Keller, R.C., 'Clinician and Revolutionary: Frantz Fanon, Biography, and the History of Colonial Medicine', pp. 823–41; Bulhan, H.A., 'Frantz Fanon: The Revolutionary Psychiatrist', *Race and Class*, 21, 1980, pp. 251–71.

[11] Fanon, *Black Skin, White Masks*, p. 168.

[12] Beauclerk, C., *Piano Man: A Life of John Ogdon*. (London: Simon & Schuster, 2014).

[13] 格什温与神经精神病学有关联。38 岁时，他的行为突然变得难以捉摸，他经常抱怨有烧焦的橡胶味，甚至在表演过程中忘记了自己的音

191

乐。虽然医生最初认为他患有"歇斯底里症"（当时他正在接受精神分析），但很快就发现他的颞叶出现了异常，典型症状是嗅幻觉。在他去世几周后，人们发现他患有恶性肿瘤（右侧颞叶处有多形性胶质母细胞瘤）。

[14] 'Just the Two of Us', 1981, by Bill Withers, William Salter and Ralph MacDonald, and recorded by Grover Washington Jr and Bill Withers.

第 V 章　吃什么，像什么

[1]　我在离开医学院很久之后才发现，食欲刺激素的术语"Ghrelin"是生长激素释放肽的英文"growth hormone releasing peptide"的缩写。我喜欢这个名字，因为它让人联想到"gremlin"，意思是"淘气捣乱的小精灵"。这个形象很贴切，适合形容那些没有东西吃就变得烦躁不安的人。

[2]　Cassidy, S.B., Schwartz, S., Miller, J.L., et al., 'Prader-Willi syndrome', *Genetics in Medicine*, 14, 2012, pp. 10-26.

脑瘤压迫下丘脑会导致明显的厌食或暴饮暴食。普拉德－威利综合征在理论上很吸引人，实际上却很悲惨，它是由15号染色体缺失引起的。患病儿童会一味贪吃，但老是觉得吃不饱。人们最初认为这种情况可能只是食欲刺激素水平升高的结果，但这一想法并没有得到证实。

[3]　For those interested in digging down into the technical detail, I recommend these review articles: Anderman, M.L. and Lowell, B.B., 'Toward a Wiring Diagram Understanding of Appetite Control', Neuron, 95, 2017, pp. 757-8; Ferrario C.R., Labouebe, G., Liu, S., et al., 'Homeostasis Meets Motivation in the Battle to Control Food Intake', *Journal of Neuroscience*, 36, 2016, pp. 11469-81.

［4］ 古尔在维多利亚时代声名显赫，是维多利亚女王的私人医生之一（私人医生是一种尊称）。令人钦佩的是，他极力呼吁女性从事医疗职业。

［5］ Bruch, H., 'Perceptual and Conceptual Disturbances in Anorexia Nervosa', *Psychosomatic Medicine*, 24, 1962, pp. 187-94.

［6］ Orbach, S., *Fat Is a Feminist Issue: The Anti-Diet Guide to Permanent Weight Loss.* (New York: Paddington Press, 1978).

［7］ Zipfel, S., Giel, K.E., Bulik, C.M., et al., 'Anorexia Nervosa: Aetiology, Assessment, and Treatment', *Lancet Psychiatry*, 2, 2015, pp. 1099-11.

［8］ Uher, R. and Treasure, J., 'Brain Lesions and Eating Disorders', *Journal of Neurology, Neurosurgery and Psychiatry*, 76, 2005, pp. 852-7.

脑瘤、脑卒中、脑损伤或脑畸形会在非常偶然的情况下导致神经性厌食症或非典型性进食障碍的症状。下丘脑是最常见的部位，但是有人已经描述了一些与经典的神经性厌食症几乎没有区别的病例，这些患者的颞叶或额叶有肿瘤，肿瘤大多在右侧，这说明"食欲出现了问题"的解释方法太简单且难以成立。

［9］ Freud, S., *The Ego and the Id*, Standard Edition, 19, 1923, pp. 1-66.

［10］ 这里是指大脑的非主导半球，正如弗洛伊德所提醒我们的那样，言语和语言是由占"主导"地位的左半球控制的（另见第Ⅶ章）。

［11］ Catani, M.A., 'Little Man of Some Importance', *Brain*, 140, 2017, pp. 3055-61 (beautifully illustrated and contemporary update of Penfield's homunculus).

［12］ Rozin, P. and Fallon, A.E., 'A Perspective on Disgust', *Psychological Review*, 94, 1987, pp. 23-41.

[13] Rozin, P., Haidt, J., McCauley, C., et al., 'Individual Differences in Paper–and–Pencil Versus Behavioral Measures', *Journal of Research in Personality*, 33, 1999, pp. 330–51.

[14] Phillips, M.L., Senior, C., Fahy, T., et al., 'Disgust: The Forgotten Emotion of Psychiatry', *British Journal of Psychiatry*, 172, 1998, pp. 373–5.

[15] Dell'Osso, L., Abelli, M., Carpita, B., et al., 'Historical Evolution of the Concept of Anorexia Nervosa and Relationships with Orthorexia Nervosa, Autism, and Obsessive-Compulsive Spectrum', *Neuropsychiatric Disease and Treatment*, 12, 2016, pp. 1651–60.

[16] Bell, R.M., *Holy Anorexia*. (Chicago: University of Chicago Press, 1985).

[17] Griffin, J. and Berry, E.M., 'A Modern Day Holy Anorexia? Religious Language in Advertising and Anorexia Nervosa in the West', *European Journal of Clinical Nutrition*, 57, 2003, pp. 43–51.

第Ⅵ章 无声的音乐

[1] Monti, M.M., Laureys, S. and Owen, A.M., 'The Vegetative State', *British Medical Journal*, 2010, 341:c3765.

[2] Bateman, D.E., 'Neurological Assessment of Coma', *Journal of Neurology Neurosurgery and Psychiatry*, 71 (Suppl I), 2001, pp. (i)13–17.

[3] Hume Adams, J., Graham, D.I. and Jennett, B., 'The Neuropathology of the Vegetative State After an Acute Brain Insult', *Brain*, 123, 2000,

pp. 1327–38 (study from the home of the 'Glasgow Coma Scale').

[4] First Vintage International edn. (New York: Random House, 1998).

[5] Monti, et al., 'The Vegetative State', 341:c3765.

[6] Owen, A.M., Coleman, M.R., Boly, M., et al., 'Detecting Awareness in the Vegetative State', *Science*, 313, 2006, p. 1402.

[7] Turing, A.M., 'Computing Machinery and Intelligence', *Mind*, LIX (236), 1950, pp. 433–60, doi.org/10.1093/mind/LIX.236.433.

这一同名测试是由艾伦·图灵设计的。他认为,如果一台机器或者计算设备(或者证人)能够以一种无异于审问者或其他人类的方式回答问题,它就可以说是有意识的。图灵在他的论文中阐述了这个命题的优缺点。从那时起,这个命题就被人们反复研究,并在很大程度上对它进行改善。即便如此,回顾他拿来当例子的虚构对话依然是有价值的:

> 审问者:你的十四行诗的第一行是"我能把你比作夏季的一天吗",将"夏季的一天"换成"春季的一天"不是更好吗?
>
> 证人:不押韵。
>
> 审问者:换成"冬季的一天"怎么样?这下就完全押韵了。
>
> 证人:可以,但是谁都不愿意被比作冬季的一天。
>
> 审问者:你觉得匹克威克先生让你想起了圣诞节吗?
>
> 证人:有一点。
>
> 审问者:然而圣诞节是冬季的一天,我觉得匹克威克先生不会介意这种比较的。
>
> 证人:我觉得你不认真。所谓冬季的一天应该是典型的冬季的一天,而不是圣诞节这样特殊的一天。

大多数人会根据对文化和文学典籍的共同理解、谈话的修辞风格以及同样重要的幽默感(这些根据可能是站不住脚的),判断对话中的证人是人类。

[8] Jaspers, T., Hanssen, G.M.J., van der Valk, J.A., et al., 'Pervasive

Refusal Syndrome as Part of the Refusal-Withdrawal-Regression Spectrum: Critical Review of the Literature Illustrated by a Case Report', *European Child and Adolescent Psychiatry*, 18, 2009, pp. 645-51; Sallin, K., Lagercrantz, H., Evers, K., et al., 'Resignation Syndrome: Catatonia? Culture-Bound?', *Frontiers in Behavioural Neuroscience*, 2016, 10:7, doi:10.3389/fnbeh.2016. 00007; Bodegård, G., 'Comment on the Paper ''Pervasive Refusal Syndrome (PRS) 21 Years On: A Reconceptualization and Renaming'', by Ken Nunn, Bryan Lask and Isabel Owen', *European Child and Adolescent Psychiatry*, 23, 2014, pp. 179-81; Koyama, A., Miyake, Y., Kawakami, N., et al., 'Lifetime Prevalence, Psychiatric Comorbidity and Demographic Correlates of "Hikikomori" in a Community Population in Japan', *Psychiatry Research*, 176, 2010, pp. 69-74.

在特定的文化背景下，普遍性拒绝综合征有许多变体。例如，瑞典报道了一系列病例，将其称作"放弃生存综合征"。其背景往往是：寻求庇护的难民家庭在等待是否获得居留权的裁定。这激起了两极分化的政治反应，一些人声称母亲操控孩子装出可怜的模样，用这种方式在感情上勒索政府，而其他人认为这是孩子遭受创伤后做出的绝望反应。另一种可能的变体是蛰居族，它是在普遍性拒绝综合征出现几年后首先由日本人提出的，主要发生在那些完全没有社会交往的年轻人身上。如果他们受到别人（一般是父母）的逼迫，就会连打带骂地做出回应。对这种现象的解释同样两极分化——从懒惰到电子游戏和互联网，再到隐秘的儿童虐待，不一而足。

[9] Lask, B., Britten, C., Kroll, L., et al., 'Children with Pervasive Refusal', *Archives of Diseases of Childhood*, 66, 1991, pp. 866-9.

[10] 医学中充满了各种"例外"，它们能够证明规则。其中一个例外是"α昏迷"，它是指处于昏迷状态的患者的脑电图出现了α节律的波形。该节律似乎来自位置更靠前的其他部位，在患者睁开眼睛后也不会消失。

［11］ 神经生理学家将其称为"新异刺激"。

［12］ Balconi, M., 'State of Consciousness and ERP (Event-Related Potential) Measures. Diagnostic and Prognostic Value of Electrophysiology for Disorders of Consciousness', *Neuropsychological Trends*, 10, 2011, pp. 43-54.

［13］ "紧张症是一个广义术语，涵盖一组奇怪的运动行为……"

［14］ McFarland and Company, Jefferson, North Carolina, 2012.

［15］ Freeman, C.P. and Kendell, R.E., 'ECT: 1. Patients' Experiences and Attitudes', *British Journal of Psychiatry*, 137, 1980, pp. 8-16.

［16］ Rose, D., Wykes, T., Leese, M., et al., 'Patients' Perspectives on Electroconvulsive Therapy: Systematic Review', *British Medical Journal*, 326, 2003, p. 1363.

［17］ Luty, J., 'Controversial Treatments in Psychiatry', *British Journal of Psychiatry: Advances*, 23, 2017, pp. 169-78.

［18］ 'Electroconvulsive Therapy (ECT): The Clinical Effectiveness and Cost Effectiveness of Electroconvulsive Therapy (ECT) for Depressive Illness, Schizophrenia, Catatonia and Mania', (England: National Institute for Health and Care Excellence, 2003, TA59; modified 2009).

［19］ 唯一无懈可击的研究方法是一种双盲随机对照实验（参与者和研究人员都不知道谁在接受真正的治疗，谁在接受安慰剂），该情况下的安慰剂是"假电休克疗法"，即进行全身麻醉，但不进行电击。这种方式重复6次、12次或者任意疗程。另外，没有任何一家财大气粗的制药公司愿意投资关于证明电休克疗法的疗效的研究，因此，高达数百万元的研究成本将完全由公共资助的医疗服务机构或者研究委员会来承担。

［20］ Aviv, R. (2017, March 27). 'Letter from Sweden: The Trauma of Facing Deportation'. [Online]. (www.newyorker.com/magazine/2017/04/03/the-trauma-of-facing-deportation). (Accessed 25 June 2019).

第Ⅶ章　我们是一家人

［1］　Gelauff, J., Stone, J., Edwards, M., et al., 'The Prognosis of Functional (Psychogenic) Motor Symptoms: A Systematic Review', *Journal of Neurology Neurosurgery and Psychiatry*, 85, 2014, pp. 220−6.

［2］　O'Connell, N., Nicholson, T., Wessely, S., et al., 'Characteristics of Patients with Motor Functional Neurological Disorder in a Large UK Mental Health Service: A Case-Control Study', *Psychological Medicine*, 2019, pp. 1−10, doi:10.1017/S0033291719000266.

儿童性虐待的估算困难重重。书面证据和报告极少依赖于自我披露。最近有一项研究把功能性神经障碍患者与其他普通精神病患者进行了比较，从中发现，根据医疗记录，两者在童年遭受性虐待的比率约为20%。该领域的大多数研究人员认为，真实的性虐待情况远比这些数字体现出来的更加普遍。

［3］　Nicholson, T.R., Aybek, S., Craig, T., et al., 'Life Events and Escape in Conversion Disorder', *Psychological Medicine*, 46, 2016, pp. 2617−26; Ludwig, L., Pasman, J.A., Nicholson, T., et al., 'Stressful Life Events and Maltreatment in Conversion (Functional Neurological) Disorder: Systematic Review and Meta-analysis of Case-Control Studies', *Lancet Psychiatry*, 5, 2018, pp. 307−20.

该项研究翔实地调查了造成精神压力的生活事件（对事件的限定条件很严格），表明这样的事件在转换障碍患者的生活中确实更为常见，尤其是在发病前不久。一份针对该领域相关研究的文献综述证实了这一点。

[4]   Parsons, T., *The Social System*. (London: The Free Press of Glencoe, Collier MacMillan, 1951), pp. 428–73; Mechanic, D., 'Illness Behaviour: An Overview', in *Illness Behavior*, eds S. McHugh and T.M. Vallis (Boston: Springer, 1986), pp. 101–109; Pilowsky, I., 'Abnormal Illness Behaviour', *British Journal of Medical Psychology*, 42, 1969, pp. 347–51.

这些借鉴自社会学的术语可能是两极分化的，很容易被曲解，但可以对生物－心理－社会方法做出有益的贡献。塔尔科特·帕森斯在创造"患者角色"这一术语的时候，是以社会学家的身份说话的。在他看来，社会是通过在各种情况下给人们分配角色来发挥作用的。他所说的扮演角色并不是在戏剧表演这个意义上。他认为，生病带来了权利，但患者需要努力康复，并按照医生的吩咐去做，而这在现代人听起来有点家长式作风。从1961年开始，另一名美国社会学家大卫·梅卡尼克用"患病行为"这一概念详细阐述了帕森斯的观点。他写道："因此，患病行为涉及人们监测自己身体的方式、定义和解释自己所患病症的方式、采取补救措施的方式，以及利用各种途径的帮助和正规医疗保健系统的方式。"精神病学家伊西·皮洛斯基后来提出，如果这类监测和补救措施耗费的时间过长，或者否定了明显疾病的存在，一些"身心相关"的状况便可以通过"异常患病行为"的视角加以阐明。我们在日常生活中经常会看到这样的异常患病行为：有的人鼻子不通气就卧床休息；而有的人依然坚持工作，希望自己的坚强表现得到别人的称赞，结果把感冒传染给了同事。最后，"异常医生行为"的概念在这些讨论中悄悄现身。一方面，它是指对最轻微的身体症状和精神症状进行过度治疗和过度检查，让患者没完没了地接受化验；另一方面，它是指将每一名潜在的患者都当成厚颜无耻的骗子和装病的人。

[5]   这种肿瘤始于被称为"星形胶质细胞"的脑细胞，它的字面意思是"形状像星星一样的细胞"。

[6]   Kutlubaev, M.A., Xu, Y., Hackett, M.L., et al., 'Dual Diagnosis of Epilepsy and Psychogenic Nonepileptic Seizures: Systematic Review

and Meta-analysis of Frequency, Correlates, and Outcomes', *Epilepsy & Behavior*, 89, 2018, pp. 70–8.

这些作者对几十项研究和调查进行了回顾，发现最初被诊断为功能性或心理性非癫痫性发作的人中，约有22%的人也患有癫痫。与埃米一样，约12%的癫痫患者会发生功能性癫痫。

[7] Holmes, E.A., Brown, R.J., Mansell, W., et al., 'Are There Two Qualitatively Distinct Forms of Dissociation? A Review and Some Clinical Implications', *Clinical Psychology Review*, 25, 2005, pp. 1–23.

当下我们对性虐待或童年创伤与功能性癫痫发作之间联系的理解是通过分离理论得来的，而不是19世纪的压抑和转换理论。这是一个自我分离的心理过程，要么将我们的注意力从眼前的环境中转移出来（超然），要么通过把某些思想从其他思想中分离出来的方式来分散注意力（分割）。很多人说，当他们经历创伤的时候，会出现这种分离情况，这是一种应对创伤的方式——暂停运转，甚至感觉到自己脱离肉身，超然地观察情况。这或许是一种处理恐惧和痛苦的方式，但同样会发展成为一种模式，今后每当创伤事件被重新唤起的时候，这种模式就会触发。一些人在遭受人格解体的折磨时也可能会遇到这种情况，人格解体是一种持久的超然状态（见第Ⅱ章）。正是这种分割方式的分离状态使得患者无法控制自己的行为。无论是看到别人发作还是自己亲身经历，功能性癫痫发作都可能和癫痫发作一样，仿佛雪地里的脚印。过去有用的逃离机制现在失去了控制，反而变成了问题所在。

[8] This is a good example of a functional disorder arising in the context of an impossible dilemma for which the illness provides a means of escape (see Nicholson, T.R., Aybek, S., Craig, T., et al., 'Life Events and Escape in Conversion Disorder', *Psychological Medicine*, 46, 2016, pp. 2617–26).

[9] The kind of multidisciplinary team approach to patients like

Christopher is described in this paper: McCormack, R., Moriarty, J., Mellers, J.D., et al., 'Specialist Inpatient Treatment for Severe Motor Conversion Disorder: A Retrospective Comparative Study', *Journal of Neurology Neurosurgery and Psychiatry*, 85, 2014, pp. 895–900.

[10] 这被称作"胡佛征",它是由查尔斯·富兰克林·胡佛 (1865—1927) 于1908年首次提出的术语。胡佛是一名在克利夫兰工作的美国医生,以快速准确的诊断而闻名。

[11] Nielsen, G., Stone, J., Matthews, A., et al., 'Physiotherapy for Functional Motor Disorders: A Consensus Recommendation', *Journal of Neurology Neurosurgery and Psychiatry*, 86, 2015, pp. 1113–19.

[12] 同样,跑比走更容易。参见爱丁堡神经学家乔恩·斯通制作的网站 http://neurosymptoms.org/。针对干预治疗,该网站提供了一些非常有用的解释、建议和病例。

[13] Dronkers, N.F., Plaisant, O., Iba-Zizen, M.T., et al., 'Paul Broca's Historic Cases: High Resolution MR Imaging of the Brains of Leborgne and Lelong', *Brain*, 130, 2007, pp. 1432–41; Wallesch, C.-W., 'History of Aphasia: Freud as an Aphasiologist', *Aphasiology*, 18, 2004, pp. 389–99.

埃米遇到的语言障碍是由法国外科医生保罗·布罗卡于19世纪60年代提出的。他坚信,产生语言的区域在大脑的左侧而不是右侧,即便语言表达(言语)受到影响,理解也不会受到影响。正如人们在几年后清楚看到的那样,对语言的理解主要取决于左脑的颞叶(和顶叶)后部。布罗卡研究的患者有一个缓慢生长的肿瘤,最后他只能说出一个音节"tan",而这个音节成了他的绰号。他的大脑被保存下来制成了标本,详细的磁共振成像扫描结果已经公之于众。受到肿瘤影响的特定区域现在被称为"布罗卡区"。西格蒙德·弗洛伊德曾经研究过由脑损伤引起的语言障碍(失语症),后来将注意力转向了歇斯底里症。像语言这样复杂而微妙的东西可以被定位到一块单独的灰质上,身为神经学家的弗洛伊德对这种想法感到不自在；相反，他更赞成一些区域相互连接成一个网络的观点。这或许并非巧合：他针对歇斯底里症提出的核心理论是，受到影响的人无法用语言说出困扰他们的事情。

[14] Pollak, T.A., Nicholson, T.R., Edwards, M.J., et al., 'A Systematic Review of Transcranial Magnetic Stimulation in the Treatment of Functional (Conversion) Neurological Symptoms'. *Journal of Neurology Neurosurgery and Psychiatry*, 85, 2014, pp. 191–7.

人们尚不清楚这究竟只是一种安慰剂效应，还是某种神经生理学上的复位。神经精神病学家蒂姆·尼科尔森正在牵头进行一项对照实验：通过比较假经颅磁刺激和真经颅磁刺激的效果，以检验经颅磁刺激的功能缺陷。目前，他的假设是经颅磁刺激的关键因素在于表明运动的可能性，而不仅仅在于昂贵的电子设备和穿白大褂的技术专家所传达出来的强烈暗示。

致 谢

我要感谢所有的同事、老师和学生，当然还有我亏欠良多的患者。我要特别感谢路易斯·阿普尔比、查尔斯·吉基、迈克尔·大卫、安德鲁·霍基斯、爱德华多·雅各布尼、萨米尔·乔哈尔、尼克·梅德福、蒂姆·尼科尔森和乌尔丽克·施密特，他们对各章的草稿提出了中肯的意见。我还要感谢"帕特里克""薇姬""珍妮弗""克里斯托弗"，他们同意我把他们的经历用作素材。

我要特别感谢我的编辑亚历克斯·赫里斯托夫，他一丝不苟、真诚相待，将这一系列病例报告升华为一本真正的书。

在讲述各个故事的时候，我尽了最大努力让相关人等隐姓埋名。在所有的病例中，姓名、年龄、部分患者的性别以及其他可识别的特征和关键事实都已经做了处理，目的就是掩饰具体人物的身份，确保他们不会被辨认出来。事实上，很多故事是由几个人、几件事拼合而成的。然而，我希望我

203

仍然保留了这些故事背后的基本"真相"，希望我准确再现了支撑起这些故事的生活和事实。我相信这种做法会对那些有类似问题或病症的人有所帮助、有所启发；我还相信书中的病例都是源于现实生活并高于现实生活的，我使用它们有正当的依据。